易学、易记、易考、易用

中医眼科和耳鼻喉科学四易口诀

主编　周宿志
主审　周礼伯

中国医药科技出版社

内容提要

《中医眼科和耳鼻喉科学四易口诀》配合高等医药院校中医教材的内容和顺序定稿，按考试和临床的要求，采用口诀与注释相结合的形式介绍各病证的病因、病位、症状、证候分型、方药诸内容。

本书口诀紧扣教材，便于读者记忆、理解，对考试和临床实践均有帮助，易学、易记、易考、易用，故名《四易口诀》。口诀适合教学之需、自学之需、考试之需与临床之需。不失为一本中医院校学生毕业考试、助理执业医师考试、执业医师考试、主治医师考试、研究生入学考试、西学中考试、传统医学师承出师考试和传统医学医术确有专长考试等的较好参考书。

图书在版编目（CIP）数据

中医眼科和耳鼻喉科学四易口诀／周宿志主编. —北京：中国医药科技出版社，2018.1

ISBN 978-7-5067-9734-4

Ⅰ.①中…　Ⅱ.①周…　Ⅲ.①中医五官科学—耳鼻咽喉科学—中医学院—教材　Ⅳ.①R276.1

中国版本图书馆 CIP 数据核字（2017）第 284040 号

美术编辑　陈君杞

版式设计　张　璐

出版　中国医药科技出版社

地址　北京市海淀区文慧园北路甲 22 号

邮编　100082

电话　发行：010-62227427　邮购：010-62236938

网址　www.cmstp.com

规格　787×1092mm 1/16

印张　11½

字数　294 千字

版次　2018 年 1 月第 1 版

印次　2018 年 1 月第 1 次印刷

印刷　北京市密东印刷有限公司

经销　全国各地新华书店

书号　ISBN 978-7-5067-9734-4

定价　39.00 元

序

中医药学的教育对于培养人才，发展祖国医药学，作出了不可磨灭的贡献。

原始的中国医学教育主要是师徒相承。早期医学教育机构的创立，发端于南北朝时期。《唐六典》记有宋元嘉二十年，太医令秦承祖奏置医学，以广传授。秦承祖是创立医学教育机构的始祖。隋唐时期皆设置太医署，开展其正规的医学教育。且唐代太医署已具备较完善的教育体制，教学人员及学生都有明确的编制。各府、州亦仿照太医署建立地方性医校。宋金元时期开办了医学教育，还建立了考试、奖惩、破格录用等制度。

清代医学教育于 1749 年《医宗金鉴》刊行后，即用《医宗金鉴》作为教科书，一直沿续到清末。《医宗金鉴》为清政府编纂的医学丛书，其中《四诊心法要诀》《杂病心法要诀》《妇科心法要诀》《幼科杂病心法要诀》《外科心法要诀》《正骨心法要诀》《眼科心法要诀》等，都是采用歌诀体裁编著，使学者熟书明理，易于理解，便于诵记。

随着近代高等中医药院校的建立，为适应中医药教育和临床的需要，先后由国家组织全国著名中医药学专家编写出版了系统的中医药类高等教材。包含的内容紧贴教材，顺诀释义便能理解、熟悉教材；若能进一步诵记口诀，便能促其熟练掌握教材内容。因本口诀易学、易记、易考、易用，按此诀背记、对照教材理解，可助学员熟悉中医的理、熟悉中医的证，使自己成为优秀中医人才而打好牢固的基础。

熟记、熟练中医学知识，用中医理论作指导下的治疗方法是有效的，甚至是高效的，这足以证明中医是自成一体的科学体系。中医的体系庞大而复杂，要学好中医、成为优秀中医师实在很难。为解决学习中医学各科内容广博，难于记忆和熟练掌握的问题，周礼伯医师团队作了近二十年艰辛的尝试，编著“易学易记易考易用的中医四易歌诀”，推广“口诀法”学习中医学。此诀把中医复杂而深奥的理论用现代语言浅显易懂、提纲挈领地表述了出来，让中医古老的语言使现代人易于学习理解、掌握运用，势将获得良好效果。这对于继承、弘扬中医学，促进祖国医学的广泛传播与发展，培养国内外中医优秀人才，无疑会起到十分积极的作用。为此，我甚感欣慰，乐于为之作序。

成都中医药大学　李大琦

前 言

本书配合教材编写，具有新创、齐博、精辟、灵捷、避混、押韵的特点，易学，易记，易考，易用，故名《中医眼科和耳鼻喉科学四易口诀》。如与教材和执业医师资格考试类书籍同步学习，有助于熟练掌握教材，有助于顺利通过考试；此诀不讲求文学修饰，只求贴切实用，诵记后对教材内容了如指掌，且能使记忆中的内容不易混淆；具有“新、齐、精、韵、灵”的特点。

“新”是创新、新颖，不拘于前人，皆属创新编写，清楚易记，不易混淆，尤宜考试与临床。

“齐”是齐而博，对凡属临床必需之内容，都进行了新编，齐博而忠实，与前人编的口诀不一样，忠实于教材的核心内容而临床好用。最大限度地减少了易引起混淆及歧义之处，以纯洁记忆，提高记忆质量。

“精”是精辟、简洁，不含与临床意义疏远的东西，能助学习者铭记关键内容，以利区别运用或考试。“韵”是押韵，采用人们习惯七言字诀，好读易记。

“灵”是灵活，记得准而用得准，只有在用得准为前提之下的灵活，才能为学习者在未来的临床上提供极佳的知识储备。

概言之，本诀有三大优势：一是口诀内容紧贴了高等教材的内容，顺诀释义，即可掌握高等教材书中的内容；二是纯洁了记忆，通过学习本书可对教材内容了如指掌；三是方便学习，适用于考试与临床。

希望本书能对读者学习中医学和临床工作有所帮助，能为中医院校学生学习、毕业考试、执业医师考试、主治医师考试、研究生入学考试、传统医学师承出师考试和传统医学医术确有专长考试等各种医学考试提供强有力的支撑！

不当之处，敬望学者和同仁指教。对审核此书的成都中医药大学李大琦教授和周礼伯医师深表谢意！

编者　周宿志

目　　录

上篇　中医眼科学四易口诀

下篇　中医耳鼻咽喉科学四易口诀

上　篇

中医眼科学四易口诀

总 述

第一章 绪 论

中医眼科学的发展简史

殷朝武丁最早眼，两周毛传视力丧，
史记项羽瞳孔病，左传最早载色盲。
七种眼疾山海经，秦皮治眼淮南子，
晋书手术治眼病，扁鹊治疗耳目疾，
庄子外物眼保健，内经四十种眼疾，
神农眼药八十种，仲景眼身辨证治，
脉经眼病鉴别诊，针灸甲乙六经治。
唐初武德眼专科，眼科早书天竺经。

龙树眼论第一部，五轮学说由此成。
源候眼病五十种。千金要方十九因，
内治外治八十方，外台三条件眼睛，
肝管无滞黑白分，必须要有光线明，
内因神识脑整合，唐朝义眼治眼病。
五轮五脏太平分，仁斋五轮临床应。
三因首提八廓论，眼科辨治体系成。

注

最早在公元前14世纪~公元前13世纪的殷朝武丁时代就有“眼”即“目”的记载了，眼病叫“疾目”。西周《毛传》有视力丧失的内容。《史记·项羽本纪》是世界上对瞳孔异常的最早记载。《春秋左传·僖公二十四年》最早提出了“色盲“的概念。

《山海经》载有眼病和治疗7种眼病的药物。《淮南子》用秦皮治眼病并最早记载了治眼病的灼烙术。《晋书》记有用手术治眼病的方法。《史记·扁鹊包公列传》记有扁鹊治耳目疾，是最早的五官科医生。

《庄子·外物篇》载有按摩眼眦周围可有眼保健防衰的功效。战国末期的《黄帝内经》记载了40种眼疾并提出了眼病的针刺之法。秦汉《神农本草经》载有80种治眼疾的药物。

东汉末年张仲景《伤寒论》把眼症与全身脉证合参辨证治疗，示范了后世治眼。晋朝王叔和《脉经》专节论述了眼病脉象，提出了眼病的鉴别诊断。晋朝皇甫谧的《针灸甲乙经》分六经有30余穴（以头面穴位最多）治眼疾。

唐朝初期武德年间，太医署设立了眼疾专科治眼疾。眼科专书《天竺经论眼》是我国早期的眼科专书。《龙树眼论》是目前被公认的我国第一部眼科专书，此书由《刘皓眼论准的歌》著成了著名的五轮学说、内外障学说。

隋代巢元方《诸病源候论》载有50种眼疾，最早载“雀目”，欧洲是17世纪才有“雀目”记载。唐初孙思邈《千金要方》载有眼病十九因，内治外治眼疾的处方80余个（首载肝脏治夜盲在世界医学史上居领先地位，并提赤白膜的割除术。

晚唐王焘《外台秘要·卷第二十一》专篇论述眼科，认为眼能辨色识物必须要具备3个条件：1. 黑白分明，肝管无滞。2. 必须光线照明（外托三光）。3. 内因神识必须有大脑的整合。唐朝已能配制义眼。

北宋王怀隐《太平圣惠方》强调“五轮应五脏”，将五轮与五脏紧密地联系在一起。南宋陈言的《三因极一病证方论》首提“八廓”一词，由后来的《葆光道人眼科龙木集》完善论述了八廓的具体名称及其与脏腑的关系。之后在宋元时期，由宋元医家著《秘传眼科龙木论》，提出了内外障七十二症学说，并有相应的治法和方药，初具眼科辨证论治体系。

眼科在宋、元、明、清和现代逐渐完善了。

第二章　眼的解剖及生理功能

第一节　眼球的解剖与生理功能

眼球生时十六毫，三岁二十三毫米，
成年前后径二四，水平二三点五内。
垂直径比水平径，略短一毫米以内。
三分之二的眼球，脂肪软组织包内。
平视突眶十二、四，突出度差两毫内。

注

眼的解剖参见《系统解剖学四易口诀》的相关章节。

正常眼球出生时的前后径约16mm，3岁时约23mm，成年时眼球前后径约为24mm，水平径23.5mm内，垂直径比水平径略短1mm以内。大约三分之二的眼球由脂肪等软组织包裹。

眼球向前平视，突出于外侧眶缘12～14mm，一般两眼突出相差不超过2mm。

一、眼球壁

（一）外层

1. 纤维膜 角膜

眼球外层纤维膜，中葡内层视网膜。
外层纤膜纤组织，前六一透明角膜，
后六五瓷白巩膜，两膜交域角巩膜，
共成全闭球外壁，护维眼组球形作。

角膜三叉神经敏，重要屈光介质能，
表面角膜前泪膜，泪膜脂液黏蛋层。
角膜透明无血管，空气代谢氧八成。
角膜球前极中央，稍向前凸椭圆明。
从外向内分五层，最外上皮细胞层，
前弹基质后弹力，内皮胞层六角形。
角膜上皮炎物少，前弹力层翳瘢痕。

基质层瘢翳白斑，后弹力层粘连斑。
内皮胞层紧密连，角膜房水屏障安，
伤后房水入基质，引起基质水肿变，
内皮层损失代偿，角膜水肿大疱变。

注

眼球壁分为3层：外层为纤维膜，中层为葡萄膜，内层为视网膜。外层纤维膜由纤维组织构成。前1/6为透明的角膜，后5/6为瓷白色的巩膜，两者相交区域为角巩膜缘，共同构成完整封闭的眼球外壁，具有保护眼内组织和维持眼球形状的作用。

角膜：位于眼球前极中央，是稍向前凸的横椭圆形透明组织。角膜富含三叉神经末梢，感觉极其灵敏。角膜是眼球重要的屈光介质之一，总屈光力为+43D（Diopter，屈光度）。

角膜透明，无血管，其营养代谢主要来自房水、泪膜和角膜缘血管网。代谢所需的80%氧气来自空气。

角膜由外向内分为5层：上皮细胞层，前弹力层，基质层，后弹力层和内皮细胞层。内皮细胞层是由六角形单层扁平细胞构成。

1. 最外是角膜上皮细胞层，是5~6层鳞状上皮细胞构成的。此皮层没有结膜上皮层的杯状细胞，炎症时多无分泌物出现。

2. 前弹力层病变或损伤形成较薄的瘢痕组织，叫角膜云翳。

3. 基质层病损形成不透明的瘢痕，叫角膜斑翳或角膜白斑。

4. 后弹力层病损可穿孔或不穿孔。一旦角膜穿孔则部分虹膜脱出，而愈合过程中角膜瘢痕组织中嵌有虹膜组织者，叫粘连性角膜白斑。

5. 内皮细胞层病损不能再生。内皮细胞层如失去代偿功能则角膜水肿或大疱性角膜病变。

2. 巩膜

巩膜致密胶原纤，前解角膜后视神，
视神交处内外层，巩膜筛板最薄成，
抵抗力弱易受压，眼压增高凹陷深。
巩膜表层实质层，棕黑板层所构成，
表面球筋球结膜，内面睫状脉络膜。
巩膜乳白不透明，坚韧弹性坚固膜。
巩膜表层血管神，炎症明显疼痛症。
深层血管神经少，代谢缓慢慢病程。

注

巩膜由致密的相互交错的胶原纤维组成，前接角膜，在后部与视神经相交处分内、外两层，外2/3移行于视神经鞘膜，内1/3呈细小筛状孔，此处极薄，叫巩膜筛板，视神经纤维束由此巩膜筛板穿出眼球。巩膜筛板极薄而抵抗力差，当眼内压升高压迫视神经盘会出现生理凹陷加深、扩大的病理改变。

巩膜由表层巩膜、巩膜实质层及棕黑板层构成。

巩膜表面由眼球筋膜和球结膜覆盖，内面紧贴睫状体和脉络膜。

巩膜是乳白色、不透明，质地坚韧，有弹性且坚固的膜。巩膜表面富有血管、神经，炎症时疼痛较明显。巩膜的深层组织的血管、神经少，代谢缓慢，发病反应不剧烈，病程多长。

3. 角巩膜缘

角巩膜缘过渡区，界限不明宽毫米，
角巩结膜三者合，眼内手术口标志。

注

角巩膜缘的界限不明了，是从透明角膜嵌入不透明巩膜的过渡区域，宽约1毫米。

角膜、巩膜和结膜三者在此处汇合，是临床部分眼内手术常用的切口部位或重要标志。

（二）中层 葡萄膜

1. 虹膜

葡萄血管色素膜，虹膜睫状脉络膜，
营养遮光暗室功。虹膜悬在房水中。
虹膜周边连睫状，表面虹纹和隐窝。
虹膜中央有瞳孔，瞳括约受副交统，
副交兴奋缩瞳孔，瞳开大肌交感统。
开缩调节光进眼。色素致密虹膜棕。

虹膜血管极丰富，密布三叉纤维网，
感觉敏锐炎症肿，炎症渗出物大量。

注

葡萄膜有丰富的血管和色素，叫血管膜和色素膜。从前向后分为虹膜、睫状体和脉络膜。葡萄膜具有供给眼球营养、遮光和暗室的功能。

虹膜悬在房水中。虹膜周边根部与睫状体相连。虹膜表面呈高低不平的辐射状隆起的条纹，形成虹膜纹理和隐窝。虹膜中央有一直径2.5～4mm的圆孔，叫瞳孔。

瞳孔周围的环状排列的瞳孔括约肌受副交感神经支配，副交感神经兴奋使瞳孔缩小。瞳孔周围显放射状排列的瞳孔开大肌受交感神经支配，交感神经兴奋扩大瞳孔。

瞳孔的缩小，开大可调节进入眼内光线的多少。

当光线直接照射一边瞳孔引起两眼瞳孔都缩小的现象，叫瞳孔对光反射。直接照射的眼的瞳孔缩小叫直接对光反射，对侧的那只眼的瞳孔缩小叫间接对光反射。

眼在看近时瞳孔缩小，并发生调节和集合作用，叫瞳孔近反射。

虹膜后面的色素上皮层的色素致密则虹膜呈棕色（棕色虹膜）。

虹膜的血管丰富和密布三叉神经网，感觉特别敏锐。虹膜发生炎症病变时虹膜肿胀，纹理消失，眼痛剧烈和大量渗出物，甚至出血。

2. 睫状体

睫状巩膜的内面，后和脉络膜相连，
前接虹膜的根部，环带六七毫米宽。
三角底朝虹膜根，前三一肥睫状冠，
后三二薄扁平部，连脉络膜锯齿缘。

睫状体由睫状肌，睫状上皮细胞成。
外纵中射内环肌，三肌平滑副交神，
舒缩调节晶状体，晶状变凸屈光增，
调节眼睛看近处。睫状久收近视病，
牵引脉络影视膜，视网膜起囊变性，
周边视网膜裂孔。纵肌收房水外流。
睫状长短感觉神，眼痛炎性渗出流。

注

睫状体在巩膜的内面，后面与脉络膜相连，前面连接虹膜的根部是宽约 6 ~ 7mm 的环带组织。睫状体呈三角形，其底朝向虹膜根部。

睫状体的前 1/3 肥厚，叫睫状冠。睫状体的后 2/3 薄而扁平，叫睫状体扁平部。

睫状体扁平部与脉络膜相连呈锯齿状，叫锯齿缘。

睫状突上皮细胞产生房水，房水供给眼内组织的营养，维持眼内压。

睫状体由睫状肌和睫状上皮细胞组成。

睫状肌是平滑肌，由外侧的纵行、中间的放射状和前内侧的环行三组平滑肌纤维组成，平滑肌由副交感神经支配，平滑肌的舒缩调节晶状体变凸而屈光力增加，调节眼睛看近处。

睫状肌久长时间收缩会引起调节过度而近视，或睫状肌久长时间收缩牵引前部脉络膜影响锯齿部视网膜而造成视网膜发生囊样变性，重则周边视网膜裂孔。

睫状体有来自睫状长、短神经的感觉神经，并在睫状肌中形成神经丛，分布密集，又类似血管，故炎症时眼痛、渗出明显。

3. 脉络膜

脉络膜接锯齿缘，至于周围视神盘，
介于巩膜视网间，由外向内分五点：
膜上腔过血管神，睫状长短动睫神。
大血管层豹纹网，中毛血管玻膜层。
睫状后短动血库，供血玻璃网外层。
血流口小血流慢，病原体留发生病。
脉络毛管通透高，吲哚青绿血管影，
脉络膜富含色素，遮光眼球暗箱呈。
不含感觉神经纤，发炎时候无痛症。

注

脉络膜前接睫状体扁平部的锯齿缘，向后止于视盘周围，介于巩膜和视网膜之间。

脉络膜由外向内分为：

①脉络膜上腔：是血管和神经通过的要道。有睫状后长动脉，睫状后短动脉、睫状神经等从此脉络膜上腔通过。

②大血管层：呈豹纹状血管网，因此网状条纹特别显著，如豹纹，叫豹纹眼底。

③中血管层。

④毛细血管层。

⑤玻璃膜（Bruch 膜）：是无结构的透明组织，与视网膜的色素上皮层紧密相连。

脉络膜血液主要来自睫状后动脉，血管极多，血容量也大，号称眼球血库，约占眼球血液总量的 65% 左右，供血给玻璃体和视网膜外层。但因血流出入口小而血流缓慢，故血中病原体易在此停留而发生病变。

脉络膜的毛细血管通透性高，小分子荧光素如吲哚青绿能较好地显示脉络膜血管的影像。

脉络膜富含色素，有遮光作用，使眼球成暗箱，确保成像清晰，脉络膜不含感觉神经纤维，发炎时没有疼痛症状。

（三）内层　视网膜

视网透明络玻间，前界位于锯齿缘，

后界止视盘周围，由外向内十层算，
色素上皮视锥杆，外界膜和外核层，
外丛状层内核层，神经节纤内界膜层。

视网最外色素层，同玻璃体紧相连，
与神经间有间隙，发生视网膜脱患。
色素上皮单六角，视网脉络屏障管，
色素颗粒脂褐质，视网色素变性患。
视锥视杆胞光感，视锥黄斑中凹陷，
感受明光辨颜色，明视觉和色觉管。
视杆分布黄斑外，感受弱暗光进眼，
视杆维 A 的合成，功能障碍夜盲眼。

视网外界膜薄膜，外核光感无血管，
营养来自脉络膜，外丛状层突触唤。
内核双极水平胞，联络支持作用权。
内丛状双极神节，接触形成突触唤。

神经节胞纤维层，神纤维成视神经，
该层血管很丰富，内界膜网玻璃明。
视网黄斑血管盘，中心凹光反射敏。
黄斑中央无血管，色素较多颜色深。
黄斑外丛状层厚，吸收水分水肿病。
视网中央动静脉，视盘神节纤汇成。

圆形直径一点五，中心凹过视动静，
视盘只有神纤维，无光感无视功能。
色素脉络毛血管，维持光感微环境。
视网两屏障完整，受损水肿出血病。
视网动静交叉处，外膜共同包绕成。

注

视网膜是透明薄膜，在脉络膜与玻璃体之间，前界位于锯齿缘，后界止于视盘周围。

视网膜由外向内分为 10 层：①色素上皮层。②视锥、视杆细胞层。③外界膜。④外核层。⑤外丛状层，视网膜外 5 层的营养来自脉络膜毛细血管，由色素上皮传递，同时由色素上皮吞噬，降解脱落的视网膜外节盘膜，并向脉络膜排泄。⑥内核层。⑦内丛状层。⑧神经节细胞层。⑨神经纤维层。⑩内界膜。

视网膜内 5 层的营养来自中央动脉。其血－视网膜屏障可阻止血浆等物质渗漏到视网膜神经上皮内。

①色素上皮层是视网膜的最外层，与脉络膜的最内层玻璃膜紧密相连，不易分开，但与神经上皮层之间存在潜在间隙，是发生视网膜脱离的解剖基础。

色素上皮细胞是单层六角细胞，有血－视网膜外屏障作用，又叫视网膜－脉络膜屏障，色素上皮细胞中含有一种很活跃的细胞叫色素颗粒即脂褐质，在多种眼底病变中起着重作用，阻止脉络血管的正常漏出液进入视网膜。如视网膜色素变性。

②视锥、视杆细胞层又叫光感受器细胞层。视锥细胞主要分布在黄斑及中央凹，感受明光，分辨颜色，具有明视觉和主管色觉的作用。

视杆细胞分布在黄斑区以外的视网膜，越接近黄斑区数量越少，到黄斑中心凹就没有视杆细胞。视杆细胞感受弱光，管理暗感觉。视杆细胞的感光色素是视紫红质，视紫红质可合成所需的维生素A。当维生素A缺乏时引起视杆细胞功能障碍则夜盲。

由此可见，视网膜上的重要组织有黄斑、视网膜血管和视盘等。

③外界膜是一网状薄膜，网眼大小不一，视锥细胞经过的网眼比视杆细胞经过的网眼要大些。

④外核层，又叫外颗粒层，由光感受器、细胞组成。外核层没有血管，它的营养来自脉络膜。

⑤外丛状层是疏松的网状结构，是视锥、视杆、双极细胞树突与水平细胞突起相连接的突触部位。

⑥内核层，又叫内颗粒层，具有神经细胞间的联络和支持作用。

⑦内丛状层，主要是双极细胞核神经节细胞相连形成的突触部位。

⑧神经节细胞由神经节细胞核组成。

⑨神经纤维层由神经纤维构成，它们最后形成视神经。神经纤维层有丰富的血管。

⑩内界膜，是位于视网膜和玻璃体之间的一层透明薄膜。

视网膜有黄斑、视网膜血管和视盘等重要组织，黄斑的正中呈椭圆形凹陷区，叫中心凹。中心凹是视力最敏锐的地方，中心凹处有一反光亮点，叫中心凹光反射。

黄斑区中央部分没有血管。色素因排列紧密而含色素较多，下方脉络膜血管网特别厚而颜色较深（黄斑中央的颜色较深）。黄斑部的外丛状层较厚，易吸收水分而水肿，加之无毛细血管而水肿难以消退（叫黄斑水肿）。

视网膜的血管叫视网膜中央动静脉和中央静脉。

视盘在眼底后极部，是神经节细胞发出的神经纤维汇集的部位。视盘呈圆形或椭圆形，颜色为不均匀的淡红色，直径约1.5mm，叫视盘。

视盘中央或稍颞侧有一处凹陷，是中央凹，为生理性凹陷。其中有视网膜中央动、静由此通过。视盘只有神经纤维，因没有光感受器而没有视觉功能，是盲点，叫生理性盲点。

视网膜的色素上皮与脉络膜毛细血管、玻璃膜共同组成复合体，对维持光感受器的微环境具有重要作用。

视网膜的脉络膜－视网膜屏障具有阻止脉络膜血管的正常漏出液进入视网膜的功能。

视网膜的血－视网膜屏障可阻止血浆等物质渗漏到视网膜神经上皮内。

视网膜生理功能的正常有赖于这2个屏障的完整，如受损都可引起水肿、出血等病。视网膜的动、静脉血管交叉处有共同的外膜包绕，是视网膜经脉阻塞的解剖基础。

二、眼球内容物

1. 房水

眼内房水晶状玻。三者透明屈光系，

屈光透明无血管，物体视网映清晰。
房水充满后前房，循流透明无颜色，
眼房角晶间空隙，前房后房虹膜膈，
两房借助瞳孔通。房水睫状体产得，
后房瞳孔流前房，虹膜角膜的角隙，
注入巩膜静脉窦，最后注入眼静脉，
少量虹膜表吸收，排出是从脉络膜，
含有乳酸维C糖，醇肽尿素钠蛋钾。
房水屈光和营养，营养角晶维眼压。
晶体浑浊白内障，房水受阻青瞎眼。

注

眼球内容物有房水、晶状体和玻璃体，三者都是透明体，都有屈光作用，同角膜一样，透明、无血管，具有屈光作用，共同组成眼的屈光系统，使物体在视网膜上映出清晰的物象。房水是循环流动着的无色透明的液体，充满眼房内。眼房是角膜和晶状体之间的空隙，前房和后房被虹膜隔开，两房借助瞳孔相通。

前房容积为0.2ml，前房中央深度为2.5～3mm，周边稍浅。后房容积为0.06ml。

房水的主要成分是水，另含少量乳酸、维生素C、葡萄糖、肌醇、谷胱甘肽、尿素、钠、钾和蛋白质等。房水的主要功能是屈光作用。房水由睫状体产生，首先从眼球后房经瞳孔流到前房（有少部分由虹膜表面吸收和从脉络膜上腔排出），然后经过虹膜角膜角隙流入巩膜静脉窦，最后汇入眼静脉。这个过程叫房水循环。房水有屈光作用，还有营养角膜和晶状体的作用，还有维持眼内压的作用。如果房水循环受阻则眼内压力增高，视力受损，临床上叫青光眼，是致瞎性眼病。晶状体浑浊则患白内障。

2. 晶状体

晶状虹膜玻璃间，双凸镜状透明体，
没有血管和神经。晶状囊膜核皮质，
囊是薄膜半透明，晶周睫带连睫体。
晶状体保视网膜，屈光度为十九D。
看近睫状肌收缩，睫状小带变松弛，
晶体弹回则变凸，曲度增大屈光增，
物象聚焦视网膜。看远睫状肌松弛，
睫状小带被拉紧，晶体变薄屈光减，
物象仍聚视网膜。晶硬弹减老花眼。

注

晶状体的直径为9mm，中央厚度为4～5mm，分为晶状体囊膜、晶状体皮质、晶状体核。

晶状体在虹膜和玻璃体之间，是具有弹性，呈双凸透镜状的透明体，无血管和神经，其营养来自房水。

晶状体外包有晶状体囊，囊是半透明的薄膜。晶状体周缘有睫状小带连于睫状体。晶状体是眼屈光介质的重要组成部分，其屈光度为19 D的凸透镜，过滤部分紫外线，保护视网膜。

看近物时，睫状肌收缩，睫状小带变松弛，晶状体则弹性回缩而变厚，屈光能力增强，使进入眼内的物象聚焦在视网膜上。

看远物时，睫状肌松弛，睫状小带被拉紧，晶状体变薄则屈光能力减弱，物象仍然聚焦在视网膜上。晶状体变硬而弹性减弱则患老花眼。晶状体浑浊则患白内障。

3. 玻璃体

玻璃胶状无色明，充填晶体视网间，
玻璃体凹容晶状，其余视网睫状连，
视盘边缘央凹边，锯齿缘处紧粘连。
屈光支撑视网膜，玻璃浑浊视力减。

注

玻璃体内无血管。其营养来自脉络膜和房水。玻璃体是无色透明的胶状物（其中99%是房水，房水充满眼内容积的4/5。眼球内容积为4.5ml），充填在晶状体和视网膜之间，有屈光作用和支撑视网膜的作用。玻璃体浑浊则视力减弱。

玻璃体凹容纳晶状体，玻璃体的其他部分与视网膜和睫状体相贴，在视盘边缘、黄斑中央凹附近及锯齿缘前2mm和后4mm区域紧密粘连。玻璃体前部和晶状体后囊间有环形粘连。

第二节　眼附属器的解剖与生理

眼附属器包括眼眶，眼睑，结膜，泪器，眼外肌5部分。

一、颅的前面及眼眶

颅前大部是面颅，部分脑颅围眶鼻。
眶内四锥容眼球，锥尖向着后内方，
经视神管入颅腔，眶上缘和眶下缘，
上缘内侧眶上孔，下缘中下眶下孔，
眶的上壁薄光滑，它是颅前窝的底，
眶下壁是上颌窦顶，眶下壁沟眶下沟，
向前移行眶下管，眶下管通眶下孔。
眶内侧壁薄邻筛，眶内壁前泪囊窝，
下延鼻泪管通鼻。眶外侧壁上、下裂。

注

颅的前面由大部分面颅和部分脑颅构成，并共同围成眼的两眶和骨性鼻腔。

眶内容纳眼球及其附属结构，呈四面锥体形状，锥尖朝向后内方，经视神经管通入颅腔内。

锥底向前外，锥底上缘叫眶上缘，下缘叫眶下缘。

眶上缘的内侧部有眶上孔（眶上切迹），眶下缘中点的下方有眶下孔。

眶的上壁薄而光滑，是颅前窝的底。眶的下壁是上颌窦的顶。眶下壁骨上有沟叫眶下沟，此沟向前移行为眶下管，眶下管通眶下孔。

眶的内侧壁很薄，邻接筛窦。眶内侧壁近前缘处有泪囊窝，泪囊窝向下延伸为鼻泪管通鼻腔。眶外侧壁后半的上方有眶上裂，下方有眶下裂。

二、眼副器

眼副器眶睑结膜，泪器眼球的外肌，
保护运动支持眼。上下睑裂内外眦，
睫毛腺炎麦粒肿。霰粒睑板腺囊肿。
结膜含血管黏膜，结膜较薄透明功。
睑膜上下板后面。球结眼球巩膜前，
角膜缘处移上皮。结膜穹窿睑球间，
结膜上穹和下穹，闭眼结膜囊状变，
借助睑裂通外界。病变沙眼、结膜炎。

注

眼副器包括眼睑、结膜、泪器和眼球外肌共5部分，对眼球具有保护、运动和支持等功能。睑分上睑、下睑。上睑、下睑之间的裂隙叫睑裂。

睑裂的内侧端叫内眦，睑裂的外侧端叫外眦，上睑、下睑的前缘生有睫毛，睫毛的根部有睫毛腺。睫毛腺炎叫麦粒肿。霰粒肿是睑板腺囊肿。

结膜是含血管的黏膜，结膜较薄而透明。

睑结膜紧贴上、下板的后面。球结膜在眼球巩膜的前部，在角膜缘处移行为角膜上皮。结膜穹窿为睑结膜和球结膜之间的移行部分，分别形成结膜上穹和结膜下穹，闭眼结膜成囊状，叫结膜囊，借助睑裂通外界。结膜病变叫沙眼、结膜炎。

三、泪器

泪器泪腺泪道成。泪腺眶前外上角，
开口结膜的上穹。泪液抑制细菌长，
冲洗异物润角膜。泪道点管囊鼻泪。
泪点上下睑内侧，乳状隆起有小孔。
泪点泪小管连接，上泪下泪开泪囊。
泪囊下连鼻泪管，鼻泪管开下鼻道。

注

泪器由泪腺和泪道两部分组成。泪腺在眶前外上角内，有排泄管开口于结膜上穹。泪腺分泌的泪液可抑制眼内细菌生长，冲洗结膜异物，能湿润角膜。

泪道由泪点，泪小管、泪囊和鼻泪管组成。

泪点是上、下睑缘内侧端各有一个乳头状隆起，中央有一小孔叫泪点，是泪小管的入口。泪小管连接泪点和泪囊，分为上泪小管和下泪小管，共同开口于泪囊。

泪囊下连鼻泪管，鼻泪管开口于下鼻道。

四、眼球外肌

眼球外肌运提睑。动眼上下内外直，
提睑上斜下斜肌。视神管四直肌起，
巩前上下内外止。上直收瞳转上内，
下直收瞳转下内，内直收缩瞳转内，
外直收缩瞳转外。上斜肌起视神管，

前行眶前内上角，细腱滑车后过穿，
转向后外止巩膜，上斜收缩转外下。
下斜肌起眶下壁，斜向后下止巩膜下，
下斜收瞳转外上。看两直两下斜收。
看下两下直两上斜收。看中两内直肌收。
看侧一侧外直收，一侧内直同时收。
提上睑肌起视神管，止于上睑板上缘，
提上睑肌收缩时，开大睑裂可以看。

注

眼球外肌包括运动眼球肌和提上睑肌。运动眼球上直肌、下直肌、内直肌、外直肌共4条肌和两条斜肌，提上睑肌有上斜肌和下斜肌。四直肌起于视神经管，止于巩膜前部的前上下、内外。

上直肌收缩使瞳孔转向内上方，下直肌收缩使瞳孔转向内下方，内直肌收缩使瞳孔转向内侧，外直肌收缩使瞳孔转向外侧。

上斜肌起于视神经管，前行至眶前内上角，以细腱穿过滑车后，转向后外止于巩膜，上斜肌收缩使瞳孔转向外下方。

下斜肌起自眶下壁，斜向后下止于巩膜下面，下斜肌收缩使瞳孔转向外上方。

看上即仰视时两眼上直肌和两眼的下斜肌4肌同时收缩。看下即俯视则两眼下直肌和两眼上斜肌4肌同时收缩。看中两眼内直肌同时收缩。

看侧面是一侧外直肌和一侧内直肌同时收缩。

提上睑肌起于视神经管，止于上睑板上缘。提上睑肌收缩时则开大睑裂。

第三节　眼部血管与神经

一、眼的神经分布

眼部6对脑神管，睫状神感交副感。
睫状神节眶后部，距视神孔十毫间，
节前长短交感根，节后纤维睫神短。
长根感觉鼻睫发，睫状角虹膜管感。
如果眼内作手术，睫状神经节麻选。
三叉眼的鼻睫神，发出睫状长神经，
球后视神处分支，两旁入巩眼球进，
经过脉络膜上腔，交感睫瞳开肌运，
所含感神角膜感。六到十支睫短神，
视神周围入巩膜，脉络膜上腔睫体，
成神经丛管睫体，结膜巩膜感觉司，
副交括睫肌肉运，交感血管舒缩使。

注

眼部的神经十分丰富，有6对脑神经与眼有关，而眼球是受富含感觉、交感和副交感神经纤维的睫状神经支配。

睫状神经为睫状神经节、睫状长神经、睫状短神经。

1. 睫状神经节在眼眶的后部，在视神经外侧，距视神经孔约 10mm 处，分为节前和节后纤维。睫状神经节的节前纤维由长根、短根和交感根组成。

睫状神经节的长根是感觉根，由鼻睫状神经发出。睫状神经节长根的感觉纤维分布在角膜、虹膜和睫状体等组织，管理感觉。

睫状神经节的短根是运动根，由动眼神经发出。短根的副交感神经纤维分布在瞳孔括约肌和睫状肌，管理此 2 肌肌肉运动。睫状神经节的交感神经根从颈内动脉周围的交感神经丛发出，其神经纤维分布在眼的血管，管理血管舒缩。

2. 睫状长神经是三叉神经第 1 支眼神经的鼻睫状神经的分支。在眼球后视神经周围分为 2 支，从两旁穿入巩膜进入眼球内，经过脉络膜上腔，其交感神经纤维分布在睫状肌和瞳孔开大肌，管理此肌运动；其所含的感觉神经管理角膜感觉。

3. 睫状短神经共有 6～10 支，由睫状神经节发出，从视神经周围穿入巩膜，经过脉络膜上腔到睫状体组成神经丛，管理结膜、巩膜各组织的感觉。其中副交感纤维分布在瞳孔扩约肌和睫状肌，管理此肌运动；其所含的交感神经纤维分布到眼内血管，管理血管舒缩。

二、眼的血管分布

视网央动内五层，睫后短络外五层。
睫后长动虹睫前，肌动肌支外肌行。
睫状前动虹睫状，结膜前动前球结，
角膜管网角巩膜，眶上动管上睑额，
额动营养额皮肤，泪腺动管泪腺血，
睑内动弓管眼睑，鼻动脉管泪囊血。
睑外动和睑动弓，构成结膜后动脉，
营养睑结后结膜。眼动脉供眼球血。

注

视网膜中央动脉营养视网膜内五层。睫状后短动脉营养脉络膜和视网膜的外五层。

睫状后长动脉营养虹膜、睫状体和前部脉络膜。肌动脉肌支营养眼外肌。

睫状前动脉营养虹膜和睫状体。结膜前动脉营养前部球结膜。角膜缘血管网营养角膜和角巩膜缘。眶上动脉营养上睑和额部皮肤。额动脉营养额部皮肤。泪腺动脉营养泪腺。睑内侧动脉分支睑动脉弓营养眼睑。鼻动脉营养泪囊。睑外侧动脉和睑动脉弓构成结膜后动脉，营养睑结膜和后部结膜。

眼动脉供应眼球血液。

第四节　中医对眼部解剖与生理的认识

眼为精华与至宝，眼看四方物色辨。
黑睛中央外白睛，白黑紧连外壳坚。
白睛球筋前巩膜，黑睛西医角膜唤。
黄仁虹膜黑睛后。神水房水泪液全。
瞳神黄仁中圆孔，晶珠晶状体呼贼。
神膏西医玻璃体，视衣脉视网膜兼。

眼系目本叫目系，眼珠目系脑相连。
目系包括视神经，包裹视神鞘血管。
神光就是视功能，玄府汗孔元府唤；
眼玄府精气血路。真精精汁眼中唤。
上胞上睑胞眼睑，睑弦西医叫睑缘。
两眦就是内外眦，泪泉西医叫泪腺。
眼带就是眼外肌，目眶西医眼眶唤。

注

眼为视觉器官，又叫“目”。眼为五脏六腑的精华，百骸九窍的至宝，眼看四方，明视万物、分辨颜色。黑睛在眼珠前端的中央，外围是白睛。

白睛是中医的气轮，白睛与黑睛紧密相连，白睛质地坚韧，与黑睛共同组成眼珠的外壳。白睛包括西医的球结膜、球筋膜和前部巩膜。

黑睛是中医的风轮，相当于西医学的角膜。

黄仁相当于西医学的虹膜，黄仁在黑睛之后。

神水相当于西医学的房水，包括泪液和房水。

瞳神相当于西医学的瞳孔，是黄仁中央的圆孔。

眼珠又名黄精，现在叫晶珠，相当于西医学的晶状体。

神膏又名护睛水，相当于西医学的玻璃体。

视衣泛指西医学的脉络膜和视网膜。

目系又名眼系、目本。目系连眼珠，与脑相连，所见之物通于脑。目系包括了西医学的视神经、包裹在视神经周围的组织（即视神经鞘膜）和血管。

神光就是视功能，神光的强弱与脏腑功能，尤其与命门及心火的盛衰密切相关。

玄府又叫元府；《素问》中的玄府指汗孔。眼的玄府是指精津气血升降出入的通路。

真精、真气、真血：精、气、血都是滋目之源液，因目的脉道幽深细微，非轻清精微之物质，难以升腾上达，故曰“真”。真精者，为先后天的元气所化的精汁在眼中所称谓。真精先起于肾，次施于胆，而后施及于瞳神。

上胞又叫上睑，即上眼睑，胞睑相当于西医学的眼睑。睑弦相当于西医学的睑缘。

两眦就是内眦和外眦。泪泉分泌泪液，泪泉相当于西医学的泪腺。

眼带相当于西医学的眼外肌，目眶相当于西医学的眼眶。

第三章　眼与脏腑经络的生理关系

第一节　眼与脏腑的生理关系

五脏六腑精注目。肝气通目肝窍目，
肝主藏血眼能视，肝主泪液润眼珠。
心主血液养目珠，心合血脉脉属目，
心舍神明目为使，心之外窍就是目。
脾主肌肉开合睑，脾主运化精输目，
脾气统血循目络，脾升清阳到窍目。
肺为气本和目明，肺主宣降眼络畅。
肾藏精充则目明，肾主津液目珠养。
肾生脑髓目系脑，肾中阴阳瞳孔养。

注

《灵枢·大惑论》说“五脏六腑之精气，皆上注于目而为之精”。除肝外，目的视物机能还需五脏六腑之精濡养。五脏六腑之精气都上注于目：精之窠为眼，骨之精为瞳子，筋之精为黑眼，血之精为络，肌肉之精为约束。此为“五轮”学说的基础。

（一）眼与肝

1. 目为肝之官，肝开窍于目，目为肝之外候，据此，眼在与五脏关系中，肝居首位。为从肝治目奠定了理论依据。其他各科疾病可望诊目。

2. 肝气通于目，肝和则能辨色视物。肝气条达有度，七情平和，气血均衡则眼明视物不衰，情志舒畅是眼目保健，防止眼病的重要举措。

3. 肝主藏血，肝受血而目能视。现代医学研究发现，肝脏根据视觉需要而调节血量和血质。可见肝血可直接影响眼的功能。

4. 肝主泪液，润泽目珠。肝化液为泪，泪液的生成和排泄与肝的功能有关。肝气制约泪液运行而不外溢。

（二）眼与心

1. 心主血液，血养目珠。“血养水，水养膏，膏护瞳神”。血液充盈及运行通畅有序是目视睛明的重要条件。

2. 心合血脉，诸脉属目。《素问·五脏生成篇》：“诸脉者，皆属于目”。遍布全身各组织器官的经脉以分布于眼的脉络最为丰富。

3. 心舍神明，目为心使。心为君主之官，出神明，目靠脏腑精气滋养，受心神的支配，目为心之外窍，人体脏腑精气的盛衰以及精神活动状态都可反映于目，望神诊断的重点就是望目。望目察神是中医诊断的重要内容。

（三）眼与脾

1. 脾主运化，输睛于目。目得脾运化水谷的精微之养则目光敏锐。

2. 脾主肌肉，司眼睑开合，眼睑受脾之精气的滋养则开合自如，眼珠转动灵活。

3. 脾升清阳，通至目窍。“耳、目、口、鼻为清气所奉于天”，目为清阳之窍，位置在人体上部，只有清阳之气的温煦才能窍通目明。治脾胃病是治目疾的重要措施。

4. 脾气统血，循行目络。血属阴，脉为血府，目为宗脉所聚之处，血在目络中运行而不外溢，靠脾气的统摄。

（四）眼与肺

1. 肺为气本，气和目明。“肺主气，气调则营卫脏腑无所不治。”肺气旺盛，气机调畅，五脏六腑精阳之气顺达于目而能视万物。气脱者，目不明。肺气不充，目失所养则视物昏暗。

2. 肺主宣降，眼络通畅，则目视精明。

（五）眼与肾

1. 肾主藏精，精充目明。《灵枢·大惑论》：“目者，五脏六腑之精也”。即说明眼的生成有赖于精、眼能视也依赖于精。肾藏先、后天之精，肾精的盛衰直接影响到眼的视觉功能。

2. 肾主津液，润养目珠。《素问·逆调论》：“肾者水脏，主津液”。津液在肾阳调节下输送到目，以可养目并维持眼圆润如珠的形状。

3. 肾生脑髓，目系属脑。《素问·阴阳应象大论》：“肾生骨髓，脑为髓之海”。脑与髓都由肾精所化生，肾精充足，髓海丰满，则目视精明。肾精不足，髓海空虚，则头晕目眩，视物昏花。此即《灵枢·海论》所说：“髓海不足，则脑转耳鸣，目无所见”。

4. 肾寓阴阳，涵养瞳神。肾寓真阴、真阳，为水火之脏，水为真阴所化，火为真阳所生，为全身阴阳之根本，五脏之阳由此升发，五脏之阴靠此滋养。肾的精华化生以供养瞳神。水轮之位在瞳神，而神光藏于瞳神，瞳神内含阴阳是产生视觉的基础，因此，肾精的滋养，命门之火的温煦是视觉产生的条件。

黄仁与风轮、水轮有关，而黄仁色黄，脾主黄色，因此，黄仁病变涉及肝脾肾。

一、眼与六腑的关系

胆助脾胃生精微，胆之精汁养瞳神。
脾胃肠膀与三焦，精气津液养目明。

注

肝、胆脏腑相合，肝之余气溢入于胆，聚而成精，乃为胆汁。胆汁的分泌与排泄受肝疏泄功能的影响。胆汁助脾胃运化水谷以营养目，涵养瞳神。

小肠泌清别浊，大肠吸收水液，三焦通行元气，运化水谷和疏理水道，膀胱气化升腾津液，因此，脏腑的精气津液均通过三焦上行灌注，使目得滋养。

二、五轮学说概要

胞睑眦白黑瞳仁，肉血气风水五轮。
胞睑脾病眦主心，肺白肝黑肾瞳仁。
五轮为病主五脏，寒热虚实随证分，
脑血管供眼球血，活血凉血治眼病。
白睛发黄非肺患，脾胃湿热蒸肝胆；
瞳仁水轮病由肾，他脏失调也有关。

注

五轮辨证是中医眼科学的核心，是从眼的局部着手进行脏腑辨证的方法，以八纲、眼的由外向内的结构去理解：

肉轮：胞睑（上睑、下睑）为肉轮，属脾脏，其病变当责之于脾胃。

血轮：眼络及两眦（内眦即大眦，外眦即小眦）是心之精所注为血轮，属心脏，其病变当责之于心和小肠。

气轮：白即白睛是肺之精所注为气轮，属肺脏，其病变当责之于肺和大肠。

风轮：黑即黑睛是肝之精所注为风轮，属肝脏，其病变当责之于肝胆。肝血虚则两目干涩，视物昏花，夜盲。肝火上炎则两目红肿而痛。肝经风火则两目红赤，流泪不止，如迎风则流泪更多。肝阳上亢则目眩。肝风内动则黑睛上吊，斜视。频频眨眼者可从肝风论治。肝肾两虚则迎风流泪但两目无红赤热象。肝血虚或肝阴虚则两目干涩，泪少。肝肾两虚则两目怕风流泪且眼闪金光。

水轮：瞳仁是肾之精所注为水轮，属肾脏，其病变当责之于肾和膀胱。

五轮之病由五脏主之，其寒热虚实，当随所表现的诸证去分别审视之。

但要注意：五轮辨证虽是中医眼科核心，但有其明显的局限，例如括号内口诀所示：白睛发黄的病位虽在气轮，却不是肺之为病，而是脾胃湿热交蒸肝胆，胆汁外溢所致；再如瞳神为水轮，其病变不仅因于肾，还与其他脏腑失调有关。

故在临床上要详审五轮，而不拘泥于五轮，时刻牢记整体论治，四诊合参，将局部与全身联系起来，综合分析，以求获效。请参见本套书《中医诊断学四易口诀》之“望目”口诀。

第二节 眼与经络的关系

一、眼与十二经脉的关系

（一）起止、交接及循行于眼内眦的经脉

手太阳小颊部出，眶下鼻旁到睛明。
膀胱内眦起睛明，上额攒竹过神庭，
通天百会交巅顶。胃起迎香交睛明。

注

起止、交接及循行于眼内眦的经脉有足太阳膀胱经、足阳明胃经和手太阳小肠经。

1. 手太阳小肠经的一支脉从面颊部别出，向上走行到眼眶下，抵于鼻旁，到目内眦睛明穴，与足太阳膀胱经相连接交会。

2. 足太阳膀胱经接续手太阳小肠经，起始于眼内眦的睛明穴，上额循行于攒竹，过神庭、通天，斜行至头顶的百会穴，百会穴是督脉的穴位，因此，足太阳膀胱经在百会穴与督脉相连接交会。

3. 足阳明胃经起于鼻旁迎香穴，经过眼内眦的睛明穴，与足太阳膀胱经交会。

（二）起止、交接及循行于眼外眦的经脉

胆经起于瞳子髎，一支再行瞳子髎，
一支瞳子髎大迎，合手少阳眶下到。
胆之正经上头面，系目系胆锐眦交。
三焦经从胸上项，耳后翳风角孙到，

经过阳白与禾髎，屈曲下颇眶下到。
三焦一支脉入耳，和前支在面颊交，
到达外眦交于胆。三焦两支外眦找。
小肠有一支经脉，循颈上颊抵颧髎，
上目外眦瞳子髎，最后转入耳中了。

注

眼外眦，叫锐眦，又叫目锐眦。有3条经脉起止、交接及循行于眼外眦。

1. 足少阳胆经起于目外眦瞳子髎。其一支脉从耳后入耳中，又出耳前，再行到眼外眦瞳子髎后。另一支脉又从瞳子髎下走大迎。会合手少阳三焦经，到达眶下。足少阳胆经的正经（足少阳之正）也上行头面，系目系，与足少阳胆经会合于目外眦。

2. 手少阳三焦经有2条支脉与眼外眦发生联系：①耳后翳风上行，出耳上角到角孙，过阳白、禾髎，再屈曲下行到面颊，直达眼眶之下。②另一支耳部的支脉入耳中，又走耳前，与前一条支脉交会于面颊部，到达眼外眦，过瞳子髎，后转入耳中。

（三）与目系有联系的经脉

肝主脉喉上颃颡，大迎地仓向前驶，
四白阳白外联系。心经支脉系目系。
膀胱项部玉枕穴，入脑属目叫眼系。

注

足厥阴肝经的主脉与目系相连。肝经的主脉沿喉咙之后，上入颃颡，行大迎，地仓，四白，阳白之外，直接与目系相连。

手少阴心经的支脉系目系。

足太阳膀胱经有经脉通过项部的玉枕穴入脑直属目本的眼系，叫足太阳膀胱经眼系。针刺玉枕常用治视力低下及皮质盲。

二、眼与奇经八脉的关系

督脉内眦交膀胱，另支两目下中央。
任脉承泣眼眶下。阳跷睛明胃小膀。
阴跷肾经的支脉，起于照海到鼻旁，
连于内眦膀阳跷，二跷并行眼目养。
阳维眼部阳白穴，阴维冲带间接上。

注

督脉有一分支经脉与足太阳膀胱经交于目内眦（睛明穴），另一分支在咽喉部与任脉和冲脉会合，行至两目下中央。因此督脉有2支经脉与眼有关系。

任脉从会阴部起始后，再上行到下颌，环口分为左右两支沿面部至目眶下的承泣穴。

阳跷脉至眼内眦与足阳明胃经、手太阳小肠经、足太阳膀胱经、阴跷共5脉会于睛明穴（目内眦）。

阴跷是足少阴肾经的支脉，起于照海穴，上行鼻旁，连属于目内眦，与足太阳膀胱经、阳跷脉会合后再上行、阴跷与阳跷脉的脉气并行回还，濡养眼目。

阳维脉维系诸阳经，阳维脉的阳白穴与眼有关。

阴维脉维系诸阴经，冲脉为血海，带脉约束联系纵行躯干部的各条足经，故阴维脉，冲脉，带脉间接地与眼发生关系。

三、眼与经别及经筋的关系

经别离入出合脉，阳经别入脏腑脉，
然后头颈出体表，阳经经别合阳脉，
阴经合入表里阳，加强阴经头面脉。
小心经别内眦合，胆肝经别外眦合。
胃经经别眶上目，胆经经别目系合。
心经经别合目系。膀胱筋网上睑合。
太阳阳明经筋配，眼睑运动与开合。
胆经经筋左右肩，小肠经筋眼外眦，
三焦经筋目外眦，大肠经筋右额驶。
手足三阳眼珠转，管理眼睑开合职。

注

（一）眼与经别的关系

十二经别是十二正经离、入、出、合的别行部分，是正经别行深入体腔的经脉，多从四肢肘、膝以上的正经分出别经再深入胸腹。阳经的经别入胸腹与该经脉所络属的脏腑联系之后，都在头项部浅出到体表，之后，阳经的经别合于阳经的经别同头面部的联系。

手太阳小肠经与手少阴心经的经别在目内眦会合。

足少阳胆经与足厥阳肝经的经别相连于目系，与足少阳胆经本经会合于眼外眦。

足阳明胃经的经别至鼻梁和眼眶上方，联系目系，与自身足阳明胃经的本经相会合。

足少阳胆经的经别系目系。

手少阴心经的经别会合于目系。

（二）眼与经筋的关系

足太阳膀胱经的经筋有一条支筋象网络一样围绕眼上胞（上睑）。

足阳明胃经的经筋有一条直行的支筋，从鼻旁上行与太阳经筋相合，太阳经的经筋网维于眼上胞（上睑，阳明经的经筋网维眼下睑（下睑）两筋协同作用，统管胞睑开合运动。

足少阳胆经的经筋有一条支筋结聚于眼外眦，为眼的外维，外维就是维系眼外眦之筋，此筋收缩可左顾右盼。

手太阳小肠经有一条直行的经筋上行联属眼外眦。

手少阳三焦经的支筋循耳前联属眼外眦。

手阳明大肠经的右侧的经筋上右额角，管理右额。

因此，足三阳的经筋都到达眼周围，手三阳的经筋到达头面部的额角部位。手足三阳的筋网结聚于眼及周围，共同支配着胞睑的开合、目珠的转动。

第四章　病因病机

第一节　病　　因

一、六淫

(一) 风

风阳开泄袭阳位，轻扬善行动数变，
百病之长多游走，寒热燥湿常相兼。
风邪肝风同气求，流泪羞明涩痒患，
胞垂振跳目偏视，目劄翳障歪斜瘫。

注

风邪具有善动不居，轻扬开泄的特点，为外风。当与内风相区别。

1. 春季多风病。风为阳邪，其性开泄轻扬，易袭阳位，即易侵犯人体的高位和肌表。阳受风，上先受之。

2. 风性，侵袭人体多见恶风、自汗等症状。

3. 风性善行而数变（风性善行是指风邪伤人，病位不定。数变指风邪致病具有变幻无常，行无定处和发病迅速的特点）。

4. 风性主动，致病则见动摇不定的特点，故诸暴强直（四肢抽搐，颈项强直，角弓反张等），皆属于风。

风为百病之长，常相兼他邪（燥、湿、寒、热）而侵袭人体致病。

风邪与肝风同气求，风邪致病常见流泪羞明，目涩，目痒，上胞下垂，胞轮振跳，目偏视，目劄，翳障，口眼歪斜，瘫痪。

(二) 火

火阳热著性炎上，生风动血生肿疡，
耗气伤津火毒热，火扰神明神志茫。
高热渴汗脉洪数，面红尿赤躁狂妄。
眼干羞明流热泪，红赤焮痛灼热痒，
血灌瞳神眼出血，黄液上冲溃脓疮。

注

火邪是具有炎热升腾的外邪，叫火热之邪。当与内火相区别。另有温邪，当别。

①火热为阳邪，其性炎上。火为热之著。“阳胜则热”，火热伤人则多见高热、恶热、烦渴、汗出、脉洪数等；热扰心神则神志迷茫，高热，口大渴，出大汗，脉洪数，面红目赤，尿赤尿短，心烦失眠，狂躁妄动，甚则神昏谵语等。

②火易生风动血。生风即热极生风，可见高热，神昏谵语，四肢抽搐，目睛上视，颈项

强直，角弓反张等。动血即火热迫血妄行，可见各种出血，如吐血、衄血、便血、尿血、紫癜、月经过多、崩漏等。

③火热之毒易生肿疡。

④火热易耗气伤津，临床见热象：口渴喜饮，咽干舌燥，尿短赤，大便秘结。“壮火食气”则可有全身性津、气衰脱。

火邪致眼病：炎热升腾则眼干涩，羞明，流热泪，眼红赤焮痛、灼热发痒，甚则血灌瞳神，眼出血，黄液上冲，生疮溃脓。

（三）湿

湿阴伤阳阻气机，隐袭趋下重浊滞，
缠绵难愈伤脾胃，湿病广泛内外湿。
湿淫头昏沉如裹，嗜睡困重肢体倦，
或伴恶寒又发热，肢体关节肌肉酸，
渗漏湿液湿疹痒，纳呆胀痛痞闷满，
尿浊便溏面晦带，舌苔滑腻脉濡缓。
湿夹风暑水痰毒，湿遏卫表头病患。
胞睑湿烂泪黏稠，白睛黄浊黑睛翳，
灰白浑浊眼发肿，眼部水肿渗出质。

注

湿为长夏主气。湿为阴邪，易伤人体阳气，阻遏气机升降出入，易伤脾胃，因“脾恶湿”，湿盛则伤脾。湿邪致病隐袭，趋下袭阴位；湿性重浊黏滞，一旦致病则缠绵难愈，病程长；湿邪致病，范围广泛。

湿邪分内湿和外湿。内湿与外湿可以互为因果。外湿有“湿困卫表，湿滞经络，湿毒浸淫”3个证型；内湿有“寒湿中阻，湿热内蕴，脾虚湿困”3个证型。

湿淫证候则见头昏，头沉重如裹，嗜睡，身困重不爽，肢体倦怠，或伴恶寒发热，或肢体关节肌肉酸痛，或渗漏湿液，或湿疹发痒，或纳呆食少，脘腹胀痛痞闷满，尿浊便溏，面色晦暗，带下，舌苔滑腻，脉濡缓。

湿常兼夹为患：如风湿证、暑湿证、水湿证、痰湿证、湿毒证，以及湿遏卫表证，风湿犯头证。各自可有不同的证候表现。

湿邪致眼病常见胞睑湿烂，眵泪黏稠，白睛黄浊，黑睛生翳，灰白浑浊，眼部组织水肿、渗出流滋质。

（四）寒

寒阴伤阳性清冷①，寒性凝滞②和收引③。
恶寒厥冷呕吐泻，拘急很痛脉沉紧。
冬季寒病夏阴暑，寒则气收凝滞疼。
外寒侵表中寒证，内寒脾肾寒内盛。
胞睑紫黯硬肿胀，冷泪目昏头目疼，
眼部紧涩不舒服，血脉紫滞淡红呈。

注

寒淫证候：冬季多寒病，夏热贪凉受寒则患阴暑病，又叫“夏日伤寒”。寒：“寒则气收”，肃杀、潜藏、凝结阻滞因凝滞而疼，收缩、牵引、拘急。寒邪是具有寒冷、凝结、收引等特点的外邪，叫外寒。当与内寒相区别。寒与风或湿相兼为病叫风寒，寒湿。

外寒：外寒有寒邪侵表和中寒两证。伤寒，风寒，寒湿，寒痹。

内寒：内寒有脾肾阳虚证和阴寒内盛两证。心阳不足，脾阳不足，肾阳不足，脾肾阳虚，肝寒，肝经寒凝。

①寒为阴邪，易伤阳气，寒性清冷。寒邪侵害人体的临床表现为阳气衰退的寒证：脘腹冷痛，呕吐，腹泻，恶寒蜷卧，手足厥冷，下利清谷，小便清长，精神萎靡，脉微细等；外寒侵袭卫阳则恶寒重、发热轻。

②寒性凝滞（凝结、阻滞），寒则不通，寒凝血瘀，临床多表现为痛证。寒凝最痛，痛者寒多。

③寒性收引（收缩牵引）。寒袭肌表，寒伤肌表卫气，腠理闭塞则恶寒发热，无汗。寒气客于脉外则脉寒，脉寒则缩蜷，缩蜷则脉绌急，绌急则外引小络，故卒然而痛而且痛势剧烈。寒客血脉则头身疼痛，脉沉紧。寒客经脉则肌体屈伸不利，冷厥不仁。冬季多寒病。

寒邪致眼病常见胞睑紫黯而硬肿胀，冷泪目昏，头目疼痛，眼部紧涩不舒服，血脉紫滞或淡红等。

（五）暑证

暑为阳邪性炎热①，脉洪面赤烦壮热，
暑性升散耗气津②，暑多挟湿③恶呕泻。
暑热伤人袭肌表，影响气机和神志。
暑热多泪眼肿胀，视物昏蒙眼红色。

注

暑邪具有炎热、升散、兼湿的特点。常在夏至之后、立秋之前侵犯人体致病。暑纯为外邪。

①暑为阳邪，其性炎热，显得机体亢奋，临床表现为脉大洪数，面红赤，心烦壮热、大热、高热，大汗，大渴，热扰心神则烦躁闷乱。

②暑性升散，暑易耗气伤津，临床表现为汗多口渴。气随津泄而气虚，气短乏力困倦，严重时昏倒不省人事。

③暑多挟湿：临床表现为恶心、呕吐、泄泻。暑热伤人袭肌表：伤暑则皮肤缓而腠理开，故暑热汗出较多，汗多则伤津，气随津泄则气耗。津伤则无以滋润故舌干口燥。气耗则机能减退，气虚气短，倦怠乏力，少气懒言。

④暑热影响气机和神志：暑热致气机升降紊乱则头晕目眩，心烦闷乱。暑热影响神志：暑热之邪内传脏腑而扰乱心神则气机逆乱，蒙蔽神明则出现卒然昏倒，不省人事，神昏谵语等中暑重症。仲夏多暑病。

暑邪致眼病常见暑热多泪，眼肿胀，视物昏蒙，眼红赤色。

（六）燥证

燥阳秋肺①性干涩，温燥凉燥伤津液②。
外燥秋生化热火，内燥上中下当别。
内燥伤阴舌少津，消渴盗汗五心热。
胞睑皮肤发干燥，白睛红赤少光泽，

两目干涩不舒服，眼眵较多又干结。

注

燥邪是具有干燥、收敛等特性的外邪。五脏阴液的根本是肾。肾恶燥，胃恶燥，肺恶燥。燥易伤肺。燥胜则干。“诸涩枯涸，干劲皴揭，皆属于燥”。燥分内燥和外燥。

内燥因出汗太多，或攻下太过，或精血内夺，均可导致阴津亏耗而失于濡养滋润而生燥病。

温燥发于秋之初，因夏季余热火邪和秋气不断敛肃所致。

凉燥发于秋末近冬之寒，此深秋之凉是凉而燥，叫凉燥。

①燥为阳邪。无论温燥或凉燥，都将是燥易伤肺。肺为娇脏，喜润而恶燥，故燥伤肺津则见干咳少痰，或痰黏稠难咯，或痰中带血，或喘息胸痛等。

②燥性干涩。无论温燥或凉燥皆伤津液，造成阴津亏损的病变（燥胜则干），如口鼻干燥，咽干口渴，皮肤干涩，甚则皲裂，毛皮不荣，小便短少，大便秘结等。

内燥当别上燥、中燥、下燥，累及肺脾肾大肠。内燥有消渴，潮热盗汗，五心烦热等临床表现。有时两燥同时侵犯人体发病。

外燥侵袭人体易化热化火。外燥以秋季多见。在干燥的天气中，空气湿度减少可导致人体细胞水量不足，燥病细胞水分减少，燥热患者的水电解质多是紊乱的，燥病还见于某些维生素缺乏症。燥为缺少水分，治燥当补水滋阴。

燥邪致眼病常见胞睑皮肤干燥，白睛红赤，面少光泽，两目干涩不舒服，眼眵较多又干结。

二、疠气

疠气致病发病急，病情较重症相似，
传染性强易流行。疫疹瘟黄和瘟疫。
社会、预防隔离差，气候环境和饮食。
疫疠天行赤眼病，天行赤眼生暴翳。

注

疠气致病，具有发病急骤，病情较重，一气一病，症状相似，传染性强，易于流行。疫疠一般分为疫疹证、瘟黄证和瘟疫证。疫疠的传染与社会影响，预防隔离工作，气候，环境和饮食等因素有关。

疫疠致眼病常见天行赤眼病，天行赤眼生暴翳等。

三、七情内伤

七情直接伤内脏，损伤相应之五脏，
主伤心神心肝脾，影响脏腑气机畅，
易伤潜病之脏腑，情志病重恶化彰。
思结悲消下惊气乱，喜则气缓怒气上。
情志异常波动后，伏邪伏病虚易伤。
妇女多怒痛闭经，经行吐衄崩漏伤，
恶阻缺乳癥瘕病，月经后期肝经酿。
妇女思伤经量少，坠胎小产胎不安。
闭经缺乳癥瘕痛。惊恐崩闭胎不安。

目失润养绿风障，视瞻昏渺青盲眼。

注

七情即怒、喜、忧、思、悲、恐、惊七种情志变化，是机体的精神状态。此七情在突然、强烈或长久刺激人体后，会使气血失调而发病。

七情致病不同于六淫，七情内伤有三大特点：

1. 七情致病直接伤及相应之内脏，精气。七情主要是伤心、神，致心神不宁，甚至精神失常，七情发于心而应于五脏，心为五脏六腑之大主，怒动于心则肝应，思动于心则脾应，忧动于心则肺应，恐动于心则肾应。即怒伤肝，喜伤心，思伤脾，忧伤肺，恐伤肾。

2. 七情致病影响脏腑气机，使气机逆乱而气血失调。如怒则气上，喜则气缓，思则气结，悲则气消（气下），惊则气乱。

3. 七情致病多发为情志病，因情志刺激而发病，如癫痫狂，胸痹，真心痛，眩晕，胃脘痛，消渴，肿瘤，慢性肝胆病患等。情志异常波动后，可使病情加重，或迅速恶化。如高血压患者因怒而使血压升高，发生眩晕或中风。

4. 七情易伤心肝脾，七情伤脏可单一情志伤脏，又可两种以上情志交织伤人。如郁怒伤肝，肝气郁结，可累及脾胃，或累及心肺，因此，心肝脾在七情活动起主要作用，最易受损伤。症见肝气郁结，两胁胀痛，胸闷太息，梅核气，月经不调，甚则痛经闭经，癥瘕；累之脾胃则食欲不振。思伤脾则脾运失健，而纳呆胀满，便溏便秘，累及心肺则悲伤欲哭，心情漠然，气短心悸。

5. 七情致病易损伤潜病之脏腑。潜病是已经有了的病但还没表现出临床症状的病。因潜病（伏邪，伏病）是脏腑正气已虚，虚则易伤，如曾患过头痛、头昏者遇情志刺激，可导致复发或中风。

七情内伤则目失濡养，患绿风内障、视瞻昏渺、青盲等眼病。

四、饮食不节

饮食不节脾胃病，过饥过饱不卫生，
寒热偏嗜五味偏，食物类别偏食症。
饮食不节虚实证，实热虚寒性眼病，
肠道染病眼生虫，疳积上目发眼病。

注

饮食是人类赖以生存和维持健康的基本条件，为后天生命活动提供所需。饮食是精微物质的重要来源。过饥则营养不良。过饱则伤肠胃引起食积，胀满，呃逆呕吐，聚湿，化热，生痰，痔疮，消渴，肥胖，心脉痹阻等。

饮食不洁：饮食不卫生则易患虫证，或感染发病，或中毒发病，吃腐败食物可致脘腹痛，恶心呕吐，腹泻肠鸣。重则毒气攻心，神志昏迷，危及生命。

饮食不节：饮食偏寒伤脾胃阳气而寒湿内生。饮食辛热致肠胃积热。酸入肝，苦入心，甘入脾，辛入肺，咸入肾，长期偏嗜可损伤内脏。

饮食偏嗜：膳食中缺乏某些食物，可致某些疾病发生，如缺碘发瘿瘤病，缺钙磷发佝偻病，缺乏维生素 A 则患夜盲症。过食肥甘厚味则生痰、化热、肥胖、眩晕、中风、胸痹、消渴等。

饮食不节致眼病可患虚证、实证，实热或虚寒性眼病，饮食不节则眼生虫，疳积上目等眼病。

五、劳倦

过劳伤形筋骨伤，耗气肺脾精气伤，
少气懒言喘息汗，劳神心血脾气伤，
房劳伤肾伤心神，过逸纳呆气不畅。
阳气不振正气虚，神气衰弱呆健忘。
气血耗伤肝肾虚，目倦视瞻昏渺状。

注

劳力过度使体力过度透支，一是过劳耗气，耗伤脏腑精气，致脏气虚少，主要耗肺脾之气而少气懒言，喘息汗出等；二是过劳伤形，即劳伤筋骨。

劳神过度易伤心血，损伤脾气。房劳过度耗伤肾精之气，损及心神。

过度安逸致病3个表现：

1）过逸则气机不畅，长期不运动则气机不畅，脾胃活动呆滞不振，出现食少胸闷腹胀，水湿痰饮内生。

2）过逸则阳气不振，体质虚弱，抵抗力下降等。

3）过逸不动脑致阳气不振而神气衰弱，精神萎靡、健忘、反应迟钝等。

4）劳倦致气血耗伤，肝肾虚，心肾不交，则目倦、视瞻昏渺等。

六、眼外伤、先天不足与衰老、其他因素

真睛破损眼外伤，药物烫伤眼失明。
先天不足与衰老，内障昏花视物昏，
糖肾高压血液瘤，内障青光视神病。

注

眼外伤可真睛破损，药物烫伤或其他伤眼引起眼失明。先天不足与衰老则内障眼病，老年昏花眼，视物昏渺。糖尿病、肾病、高血压病、血液病可引起眼病。激素等可引起白内障，继发性青光眼。乙胺丁醇可引起视神经萎缩。

第二节 病 机

一、脏腑功能失调

1. 心和小肠

心火眵红胬肉肥，漏睛生疮眦帷烂，
眼内出血视力降，神昏不识目妄见。
心阴亏虚白睛血，两眦微痛荧光闪。
心气亏虚脉道瘀，神光涣散怕看远，
小肠实热两眦红，尿赤口疮视力降。

注

(1) 心火内盛：心火上炎于目则两眵红赤，胬肉肥厚，漏睛生疮，眦帷赤烂。火灼目络，迫血外溢则眼内出血，视力骤降，火扰神明则神识昏迷，目不识人，目妄见。

(2) 心阴亏虚：心阴亏虚而虚火上扰则白睛溢血，两眦微痛，神光自现，荧光闪动。

(3) 心气亏虚：心气亏虚而心阳不振则脉道瘀阻，或神光涣散，不赖久视，能近怕远等。

(5) 小肠实热：小肠实热则两眦红肿，尿赤口疮，视力下降。

2. 肝和胆

肝目泪液辨五色，黑睛病变瞳神疾。
肝经风热黑睛翳，瞳神紧小泪眼赤。
肝气郁结绿青障，眼珠胀痛昏花视。
肝血不足眼干涩，视物昏花难久视，
疳积上目和夜盲，血虚目失滋养起。
肝火眼血绿风障，瞳神紧小黑睛翳。
肝亢暴盲眼出血，绿风高风内障疾。
肝风口眼歪斜病，肝风暴盲目偏视。
肝血虚则眼干涩，夜盲昏花和疳积。
肝胆湿热瞳神小，聚混睛障凝脂翳。

注

肝开窍于目，肝脉连目系，肝气通于目，肝和则目能辨五色；在液为泪。

肝胆为表里，肝胆病变引起黑睛病变，瞳神疾病。

(1) 肝经风热：肝经风热上犯于目则黑睛生翳，瞳神紧小，流泪眼赤。

(2) 肝气郁结：肝气郁结，郁怒不舒则眼患绿风内障、青风内障、眼珠胀痛、视物昏花等。

(3) 肝血不足：肝血不足而目失滋养则眼干涩不适，视物昏花，不赖久视，疳积上目，夜盲等。

(4) 肝火上炎：肝火上炎则眼出血，甚至广泛出血、绿风内障、瞳神紧小、黑睛生翳。

(5) 肝阳上亢：肝阳上亢则暴盲，眼出血甚至广泛出血、绿风内障、高风内障等疾病。

(6) 肝风内动：肝风内动则患口眼歪斜，暴盲，目偏视等疾病。

(7) 肝血亏虚：肝血亏虚则眼干涩，夜盲，视物昏花，疳积上目等。

(8) 肝胆湿热：肝胆湿热上蒸则患瞳神紧小，聚星障，混睛障，凝脂翳等。

3. 脾和胃

脾气虚弱上胞垂，目珠干涩难久视，
视物昏蒙和夜盲。胃热疮肿烂痒赤。
脾不统血眼出血，昏花云雾移睛疾。
脾胃湿热眼痒痛，胞生痰核生疮脓，
神膏浑浊胞睑烂，胞衣脱落视衣肿。

注

(1) 脾气虚弱则上胞下垂，目珠干涩，不赖久视，视物昏蒙和夜盲等。

(2) 胃热炽盛则目赤肿痛，胞睑生疮肿痛或溃烂，胞睑作痒而红赤。

(3) 脾不统血则眼部出血，血灌瞳神，视物昏花，云雾移睛等眼疾。

(4) 脾胃湿热则眼痒疼痛，胞生痰核，生疮酿脓，神膏浑浊，胞睑肿烂，胞衣脱落，视衣水肿。

4. 肺和大肠

肺经燥热玉米疱，白睛赤脉眼涩干。
肺热壅盛白睛血，白睛紫红眵胶黏，
肺金凌木黑睛翳，白睛节结隆起变。
肺气不宣眼红肿，白睛溢血浮肿患。
肺气亏虚视衣脱，视物昏花白光闪。
肺阴不足赤丝缠，溢血金疳白睛干。
热结肠府肺失宣，白睛红赤壅肿患。

注

（1）肺经燥热则白睛出现玉米粒样小疱，白睛赤脉显露，眼干涩。

（2）肺热壅盛则白睛溢血，白睛紫红，眵多胶黏；肺金凌木则黑睛生翳，白睛结节隆起改变。

（3）肺气不宣则眼红肿，白睛溢血，白睛浮肿等。

（4）肺气亏虚则视衣脱落，视物昏花，眼前白光闪烁。

（5）肺阴不足则赤丝缠绵难消，白睛溢血，金疳，白睛干涩。

（6）热结肠府则肺失宣降，白睛红赤壅肿等。

5. 肾和膀胱

肾阴不足头晕眩，视瞻昏渺或暴盲，
圆翳青风高风障，瞳神干缺或青盲。
肾阳不足近视眼，视衣水肿高风障。
肾精不足高圆障，目无所见蒙渺状。
热结膀胱水湿患，视衣水肿尿热状。

注

（1）肾阴不足则头晕目眩，视瞻昏渺，暴盲，圆翳内障，青风内障，高风内障，瞳神干涩或青盲。

（2）肾阳不足则近视眼，视衣水肿，高风内障。

（3）肾精不足则高圆内障，目无所见，视物昏蒙，视瞻昏渺等。

（4）热结膀胱则水湿上泛，视衣水肿，尿道灼热等。

二、气血功能失调

气陷胞垂流冷泪，晶珠浑浊难久看，
视衣水肿脱落血，黑睛翳陷云雾乱。
气滞气逆头目痛，血溢络外暴盲患，
青风绿风内障病，云雾移睛昏花眼。

注

（1）气虚下陷则胞睑下垂，常流冷泪，晶珠浑浊，不赖久视，视衣水肿或脱落，眼内出血，黑睛翳陷，云雾飘乱。

（2）气滞气逆则头目疼痛，血溢络外，暴盲，青风内障，绿风内障，云雾移睛，视物昏花。

三、津液代谢失调

津液亏损目失养，干涩羞明枯涩疼，
暗淡失泽泪液少，昏蒙浑浊转不灵。
肺脾肾病水湿停，睑肿胞衣脱落病，
神水瘀滞青绿障，白睛浮肿鱼胞型。

注

(1) 津液亏损则目失滋养，干涩羞明，枯涩疼痛，暗淡失泽，泪液减少，视物昏蒙，灰白浑浊，眼珠转动不灵。

(2) 肺脾肾功能失调则水湿停聚，睑肿，胞衣甚至脱落，神水瘀滞，青风内障，绿风内障，白睛浮肿如鱼胞型。

四、经络功能失调

经络失调上睑垂，眼干晶珠神膏浑，
黑睛失泽白睛干，眼瘀暴盲视瞻昏。
络阻暴盲眼珠斜，眼底瘀滞红丝病。

注

经络失调则上睑下垂，眼干晶珠，神膏浑浊，黑睛失泽，白睛干涩，眼瘀暴盲，视瞻昏渺，络阻暴盲，眼珠偏斜，眼底瘀滞，白睛红丝病。

五、玄府不利

玄府不利患青盲，目赤肿痛五风障，
视物易色神膏浑，视瞻昏渺眼迷茫。

注

玄府不利：目中玄府是气血津精升降出入于眼部的道路门户，玄府通利则精微物质循行输布正常而目得濡养。玄府闭塞不利则患青盲，目赤肿痛，五风内障，视物易色，神膏浑浊，视瞻昏渺迷茫。

第五章　眼科诊法

第一节　眼科四诊

一、问诊

眼部问诊视觉泪，眼痛痒涩泪羞明，
现病过去家族史，发病时因治疗情，
头痛头面二便睡，饮食经带胎产孕。

注

诊断眼部疾病要问诊单眼、双眼病情，视觉，流泪情况，眼痛眼痒，眼涩，羞明等，现病史、过去病史、家族病史，发病时间，发病原因，治疗情况，伴有头痛和头面其他情况没有，二便、睡眠、饮食如何，经带胎产孕等情况。

二、望目

五轮五色归五行，两眦络心叫血轮，
黑肝风轮白肺气，瞳仁属肾为水轮，
上下眼睑脾肉轮，肝脾胃乘木土病。

望神重点望眼睛，神光充沛视物清，
黑白分明含精彩，有眵有泪谓有神。
无神视糊浮光露，白睛暗浊若失精，
黑眼色滞无眵泪，病重求医难回春。

眼珠红肿肝火犯，白眼红赤肺火患，
白睛红络阴虚火①，白睛黄染是黄疸。
眦赤心火淡血虚，眼胞湿烂脾火呈。
目胞暗晦多肾虚，流泪风热肝肾虚，
气虚胞肿水肿咳，瞳大药毒与肾虚，
目窠肿为水肿初，下睑浮肿肾气虚，
眼睑浮肿是水肿，眼睑无力元气虚。
寐时睑睁脾气弱，上睑下垂气血虚。
单睑下垂为中风，双睑下垂脾肾虚。
目深陷窠精气竭，目窠内陷脱水使，
睛突而喘是肺胀，瘿瘤颈肿眼突起，
单眼突出多恶候，内障多虚外障实。

目不想睁阳脱衄，金光闪耀肝肾病，
常伴颈肌瞤动跳，后勺昏痛胀沉闷。
重影飞蚊冒黑花，肝肾阴虚血瘀证。
双眼摇摆四周跳，视力正常生理性。
眼球动难睛微定，痰热内闭蒙心神。
上视斜视反折视，或是肝风或重证。
肝风瞪目眼直视，目呆迟钝精亏证。
绿风内障肝胆火，昏睡露睛脾虚证。
瞳扩瞳缩因中毒，肝火虚火仔细审。
瞳仁扩大人将亡，完全散大死亡征。
瞪目直视珠正圆，戴眼精血大伤证。
喜明为阳恶明阴⑦，羞明流泪风热侵。
眼皮跳者气血虚，或因风热从外侵。

注

眼睛由外向内分为五轮，五色，归属五行，外内两眦的血络属心，叫血轮。黑睛属肝，叫风轮。白睛属肺，叫气轮。瞳仁属肾，为水轮。

上下眼睑属脾，叫肉轮。肝脾胃三脏的疾病，叫木土病。常因肝气乘脾、肝胃不和而脘胁胀闷疼痛，嗳气，嘈杂吞酸，急躁易怒，舌红苔薄黄，脉弦数。

望神的重点是望眼睛、望目光。两目有神，光彩充沛，视物清晰，黑白分明，目含精彩，有眵有泪，叫目有神。两目无神则视物模糊，浮光显露，白睛昏暗、浊若失精，黑眼色滞无眵泪，为病重难治，医难回春。

眼珠红肿（目赤）为肝火上犯。白眼红赤为肺火所患。白睛见红络者为阴虚火旺①。白睛黄染是黄疸。眦赤为心火，两眦淡白者为血虚。

眼胞湿烂为脾火或脾胃湿热。目胞暗晦多属肾虚。迎风流泪者为风热或肝肾不足所致。气虚见胞睑肿胀为水肿咳嗽。

瞳孔扩大或缩小皆可因有机磷农药中毒所致，也可因肝胆火盛、劳损、或肝肾阴虚之虚火所致。

目窠肿为水肿初期。下睑浮肿为肾气虚。

眼睑浮肿是水肿，眼睑无力是元气虚。寐时睑睁属脾气弱。上睑下垂为气血虚弱。单睑下垂为中风。睑废又叫双睑下垂为脾肾两虚。

眼窠：目深陷窠内为精气将竭。目窠内陷为脱水。

眼珠：睛突而喘是肺胀，瘿瘤颈肿多见眼球突起。单眼突出多恶候。外障多实证、内障多虚证。

目不想睁阳脱衄：目不想睁开，即目瞑：为阴虚阳脱之兆或将衄血之兆。眼觉金光，黑光，红光等五彩光华闪耀为肝肾病患，常伴颈部肌肉瞤动跳动震颤，后脑勺昏、痛、胀、闷、沉重，当滋阴降火，祛风平肝。重影、飞蚊症、眼冒黑花飘舞，为肝肾阴虚证或血瘀证。双眼球向四周左右上下不停地、甚至频频跳动而不影响视力者为正常情况，属特殊生理现象。

眼球动难睛微定：目睛微定指眼球不能活动，多为痰热内闭而蒙蔽心神所致。

上视、斜视、反折视、横目斜视，或是肝风或是患有重证。肝风者瞪目眼直视。目呆迟钝为精亏证。绿风内障为肝胆火盛所致。

昏睡露睛为脾虚清阳不升之证。瞳仁扩大或瞳仁缩小因中毒、肝火或虚火所犯，当仔细仔细审辨。但瞳仁扩大者是肾精亏耗已极，为将亡先兆，完全散大者为临床死亡标志之一。瞪目直视、眼珠正圆、戴眼反折，为精血大伤的危重证。

上下眼睑：开目喜明为阳证，闭目恶明为阴证。羞明流泪为风热侵袭。眼皮跳者为气血虚，或因风热从外侵。

另见本套“四易口诀”书的中医眼科学之“五轮”口诀。

三、眼科闻诊

眼科闻诊咳吟言，病室气味二便痰。

注

眼科闻诊要听病人的咳嗽，呻吟，语言。要嗅诊病室气味，二便和痰涎。

四、眼科切诊

眼科切诊触诊按，肿块硬度形粘连，
骨折脓肿与气肿，泪窍脓液黏液辨。
外障浮数实滑脉，内障沉细微弱弦。

注

眼科切诊和触诊，要触按病人的肿块，硬度，形状，是否与周围有粘连，眶骨有无骨折，眼部脓肿与气肿情况，泪窍有无病变，辨脓液或黏液情况。

眼科切脉：外障眼部病变则脉浮数实滑，内障则见沉细微弱弦等脉。

关于目的名言名句

1.《望诊遵经》：昏睡露睛者，阴阳俱不足也。

2.《灵枢·大惑论》：“五脏六腑之精气，皆上注于目，而为之精”。“目者，心使也”。“精之窠为眼，骨之精为瞳子，筋之精为黑眼，血之精为络，其窠之精为白眼，肌肉之精为约束”。

3.《灵枢·论疾诊尺》：目赤色者，病在心，白在肺，青在肝，黄在脾，黑在肾。

4.《灵枢·脉度》：肝气通于目，肝和则目能辨五色矣。

5.《灵枢·水胀》：水始起也，目窠上微肿，如新卧起之状。

6.《形色外诊简摩》：凡病虽剧，而两眼有神，顾盼灵活者吉。

7.《重订通俗伤寒论》：凡病至危，必察两目，视其目色，以知病之存亡也，故观目为诊法之首要。

第二节　眼科常用辨证法

一、辨外障与内障

（一）辨外障

外障睑眦白黑暗，六淫外伤痰湿蕴，
脾气阴火肝肺火，红赤湿烂肿胀疼，
生眵流泪上胞垂，结节痂皮或瘢痕，
胬肉翳膜眼痛痒，干涩羞明睑难睁。

注

在古代中医眼科书中，把眼病统统叫做“障”，以病变部位不同分外障和内障。

外障的病位在胞睑、两眦、白睛、黑睛。病因为六淫外邪或外伤，或痰湿内蕴脾虚气弱、阴虚火炎，肺火炽盛、肝火上炎等引起。

外障的特点是有明显的外显证候，如红赤、湿烂、肿胀、眼痛、生眵、流泪、上胞下垂、结节、痂皮、瘢痕、胬肉、翳膜等，自觉症状为眼肿胀、眼疼痛、眼痒、眼干涩、羞明、眼睑难睁等。

（二）辨内障

内障晶珠膏瞳神，视衣目系眼内病。
外邪入里眼外伤，七情内伤脏腑损，
阴火上炎气血亏，气滞血瘀堵塞成。
眼外观好视觉变，视物变色或变形，
灯火如虹黑花飘，荧星满目夜盲症，
瞳神散大或缩小，瞳神变色或变形，
眼底出血渗出肿，抱轮红赤白睛混。

注

内障病位在眼内组织，即发生在晶珠、神膏、瞳神、视衣、目系等眼内组织的眼病。

内障的病因为：外邪入里、眼外伤、七情内伤、脏腑亏损、阴虚火旺、气血两虚、气滞血瘀等。

内障的特点为：一般眼的外观端好，眼有内在病变表现：视力下降、视物变色、视物变形、视灯光如彩虹、眼前金光黄光闪耀、眼角漂流光彩、看高处亮光时眼前金光闪烁飞舞更甚，亮光熄灭后眼中仍留亮光感，荧星满目，眼前黑花、黑片、黑点飘舞，夜盲等。

内障还见瞳神散大或缩小、变色或变形，眼底出血、渗出、水肿，抱轮红赤、白睛混赤等。

二、五轮辨证

胞睑眦白黑瞳仁，肉血气风水五轮。
胞睑脾病眦主心，肺白肝黑肾瞳仁。
五轮为病主五脏，寒热虚实随证分。
黄仁色黄脾所主，病变涉及肝脾肾。
肝血虚则夜盲干，昏花弱视久视倦，
视正反斜眼泪少，重影斜影乱影串。
肝阴虚则阳亢逆，眼突目赤和目眩。
肝风内动有斜视，黑睛上吊频眨眼。
肝肾两虚冒黑花，蚊蝇飞舞金光闪。
肝经风火两眼红，流泪不止眼睑烂。
诸暴强直皆属风，诸风掉眩皆属肝。
（白睛发黄非肺患，脾胃湿热蒸肝胆；
瞳仁水轮病由肾，他脏失调也有关。）
脑血管供眼球血，活血凉血治眼病。

注

眼睛是人类感官中最重要、摄取信息最多的器官，人类大脑中约有80%的知识和记忆都是通过眼睛获得的。因此，保护眼睛极为重要。

长期过度用眼、不洁、失于保护，会患多种眼疾：干眼症、白内障、青光眼、玻璃体浑浊或脱落、老花眼、飞蚊症、眼内出血、黄斑变性、视乳头水肿、视神经萎缩、葡萄膜炎、流泪症；幼儿、青少年患弱视、近视、远视、散光等严重眼病。

五轮：胞睑为肉轮，胞睑病变主要责之于脾。两眦为血轮，两眦病变主要责之于心。白睛为气轮，白睛病变主要责之于肺。黑睛为风轮，黑睛病变主要责之于肝。瞳仁为水轮，瞳仁病变主要责之于肾。

五轮为病主五脏，随证分为寒热虚实。黄仁色黄由脾所主，病变涉及肝脾肾。

眼与肝：肝在窍为目，肝脉上连目系，交于巅。目又叫“精明”，目的视觉机能靠肝的濡养和肝气的疏泄，又叫目为肝之窍。肝受血而目能视。

肝血虚或肝阴虚则夜盲，两目干涩、泪少，视物昏花，视力不足，视久眼倦，重影，斜影，视正反斜，闪烁影等。

肝阴虚则肝阳上亢、肝气亢逆，可见目眩、目赤、眼球突出。

肝风内动则黑睛上吊斜视，频频眨眼；故频频眨眼者可从肝风论治。

肝经风火则两目红赤，流泪不止，迎风流泪，眼睑烂痒。

肝肾阴虚则夜盲，眼干涩，昏花，弱视，视久眼倦，视正反斜，眼泪少而黏，重影，斜影，闪烁影，眼前冒黑花、蚊蝇飞舞症，眼冒金光，眼冒金星闪烁不定，日久易致盲。

肝火上炎则两目红赤肿痛。

肝在液为泪，泪从目出，由肝精、肝血经肝气疏泄于目而化生，能濡润眼球，保护眼睛。正常情况下，泪不外溢。肝疏泄失常则泪液的分泌、排泄异常。

肝经风热或肝经湿热，则泪眵增多，迎风流泪，此为热泪。两目虽无红赤热象而也有迎风流泪或怕风流泪，兼眼冷之流泪为冷泪；还可有遇阳光则患眼病：目红，目痛，目胀，目涩，目痒难忍。

诸风掉眩皆属于肝：两眼视物发黑叫眩。两眼视物旋转为晕。头晕，眼前冒黑花蚊蝇飞舞或眼冒金星闪烁不定；掉眩指肢体动摇振摆颤动不定，头晕目眩等属于肝的病变（不可把一切晕眩、掉眩都当作此条之风去对待：如气血两虚、痰湿之头晕目眩就不属于此条）。

诸暴强直皆属于风。强直是指颈项强硬挺直的意思。诸暴强直指凡是动摇不定，拘挛收缩，头晕目眩，天旋地转，视物昏花，或突然发病，来势凶猛急骤，肢体僵直，僵硬不柔和的病症，大多与肝有关。肝为风木之脏。这种突发之病与风有关，与肝的关系密切。

但要注意：白睛发黄不一定属于肺的责任，如脾胃湿热上蒸肝胆可以白睛发黄；瞳仁水轮病由肾，但与他脏失调也有关。

脑血管供应眼球的血液，故治眼病当治血。

（一）肉轮辨证

1. 辨胞睑肿胀

胞睑光亮肿胀软，不红痛痒水肿泛。
胞睑灼热弥漫肿，压痛热毒风热感，
胞睑火毒局限肿，红赤质硬如涂丹。

外邪局限肿硬痛，不红不痛为湿痰。
胞睑外伤青紫肿，络破血溢瘀血鉴。

注

1. 胞睑光亮肿胀，按之虚软，不红不痛不痒，多为脾肾阳虚之水肿，水气上泛所致。
2. 胞睑灼热弥漫性红肿，压痛明显、多是热毒壅盛，外感风热。
3. 胞睑局限性红赤肿胀，红如涂丹，触之质硬，睑肤光亮紧张，为火毒所致。
4. 胞睑边缘局限性红肿，触之有硬结、压痛、常因外受邪毒所致。
5. 胞睑局限性肿胀，不红不痛，触之如豆状般硬核，多因痰湿结聚所成。
6. 胞睑青紫肿胀，有外伤史，为络破血溢，瘀血停聚此处。

2. 辨睑肤糜烂

胞睑水疱脓疱烂，药敏脾胃湿热犯。
胞睑痛痒红赤烂，风湿热结血燥患。

注

胞睑皮肤出现水疱、脓疱、渗水糜烂，可因药物过敏或脾胃湿热所致。

胞睑又痛又痒，红赤糜烂，为风、湿、热三邪互结所起。如胞睑皮肤时作时痒，附有鳞屑样物，为血虚风燥所致。

3. 辨睑位异常

胞睑位置异常垂，风邪中络脾虚证。
胞睑内翻睫毛倒，多是椒疮后遗症。
胞睑外翻风入络，或者瘢痕牵拉成。

注

胞睑位置异常可见：1. 上睑下垂、无力提举、多属虚证、常因脾肾气虚或风邪中络所致。
2. 胞睑内翻，睫毛倒入，多为椒疮后遗症。
3. 胞睑外翻为风邪入络、或瘢痕牵拉所致。

4. 辨胞睑润动

胞睑瞤动血虚风。上下胞睑眨眼频，
多是阴津不足证，小儿脾虚肝旺证。
胞睑频眨骤然闭，自然缓解情志病。

注

胞睑频频瞤动，多为血虚有风。上下胞睑频频眨动，为阴津不足，或小儿脾虚肝旺证。

胞睑频频眨动或骤然关闭，数小时后自然缓解，多因情志不舒、肝失条达所致。

5. 辨睑内颗粒

睑内颗粒红而硬，热重于湿滞瘀证，
湿重于热黄而软。黄白结石痰湿凝。
睑内红色卵粒痒，风湿热邪结聚成。

注

1. 胞睑内颗粒累累，形小色红而坚硬，多为热重于湿兼气滞血瘀证。如形大色黄而软，多为湿重于热。

2. 胞睑内黄白色结石，为热灼津液、痰湿凝聚。

3. 胞睑内红色颗粒，如铺卵石样排列，奇痒难忍，常为风、湿、热3邪互结而成。

（二）血轮辨证

血轮热毒心火炎，内眦红肿硬拒按。
内眦不红不肿痛，泪窍流脓心热患。
两眦赤脉粗大痛，血轮心经实火辨。
赤脉细小淡红稀，干涩心经虚火炎。
内眦皮肤红赤烂，心火夹湿相侵犯。
内眦皮红干裂血，多是心阴不足鉴。
眦部胬肉红壅肿，心肺风热快发展。
胬肉淡红菲菲薄，涩痒病慢虚火炎。

注

1. 血轮热毒结聚或心火上炎则内眦红肿，触之有硬结，疼痛拒按。如内眦不红不肿不痛，指压时泪窍流出脓液，为心经积热所患。

2. 血轮的两眦赤脉粗大又刺痛者为心经实火；如赤脉细小、淡红、稀疏、干涩为心经虚火上炎。

3. 内眦皮肤红赤糜烂，为心火夹湿邪所患。如内眦皮肤干裂出血，多为心阴不足。

4. 眦部胬肉红赤壅肿，发展快速，为心肺风热；如眦部胬肉淡红菲薄，干涩发痒间作，发展缓慢，为心经虚火上炎。

（三）气轮辨证

1. 辨白睛红赤

白睛暗浊为失精，白睛红赤肺火生，
热郁血滞赤脉粗，白睛黄染湿热成。
抱轮红赤紫暗痛，瘀滞肝火上炎症。
抱轮淡红眼微痛，这是阴虚火旺证。
白睛表层赤脉横，热郁脉络阴火呈。
表层下面片状血，肺热肝肾阴虚损。

注

1. 白睛暗浊多见于失精者。

2. 白睛表层红赤，颜色鲜红，为肺经实火或外感风热。白睛赤脉粗大，迂曲暗红为热邪血滞。白睛黄染为湿热。

3. 抱轮红赤紫暗，眼痛拒按者为肝火上炎兼瘀滞。抱轮淡红，眼珠微痛者为阴虚火旺。

4. 白睛表层赤脉纵横，时轻时重为热郁脉络或阴虚火旺。白睛表层下片状出血色如胭脂，为肺热伤络或肝肾阴亏所致。

2. 辨白睛肿胀

白睛表层红赤肿，眵多泪多风热侵。

白睛表层紫暗肿，眵少舌淡风寒证。
白睛表层水肿亮，眼睑也肿阳虚证。
表层白睛红肿胀，眼珠凸出热毒成。

注

1. 白睛表层红赤浮肿，眵多泪多为外感风热。如白睛表层紫暗浮肿，眵多泪少，舌淡苔薄为外感风寒。

2. 白睛表层水肿，透明发亮，眼睑水肿者为脾肾阳虚水肿，水湿上泛所致。

3. 白睛表层红赤肿胀，甚者肿出睑裂之外，眼珠突起为热毒壅滞而成。

3. 辨白睛结节、变青及其他病症

白睛表层结节泡，结节周围赤脉绕，
眼痛怕光眼干涩，多把肺经燥热疗。
结节周围脉淡红，肺阴虚火病久了。
白睛里层紫红节，发红触痛肺热烧。

白睛局限青蓝隆，凹凸肺肝热毒攻。
白睛青蓝一片光，不红不痛先天种。
白睛表层眼睑连，椒疮后遗烧伤瘢。
白睛枯涩无光泽，津液耗损不足变。
白睛污浊稍稍红，热痒肺脾湿热患。

注

1. 辨白睛结节：

(1) 白睛表层有泡性结节，周围赤脉环绕，干涩疼痛畏光，多为肺经燥热。如泡性结节周围脉络淡红又久病不愈，或反复发作，多为肺阴不足，虚火上炎。

(2) 白睛里层有紫红色结节，周围发红，触痛明显，为肺热炽盛（肺热烧）。

2. 辨白睛变青

(1) 白睛局限性青蓝，呈隆起状凹凸高低不平，多为肺肝热毒所致。

(2) 白睛青蓝一片，表面光滑，不红不痛为先天所成。

3. 辨其他病症

(1) 白睛表层与眼睑粘连，叫脾肉黏轮，常为椒疮后遗症或烧烫伤瘢痕结痂而成。

(2) 白睛枯涩无光泽，多属阴津不足。

(3) 白睛污浊稍红，极痒难忍，为肺脾湿热引起的。

（四）风轮辨证

黑睛翳浸血丝混，肝胆湿热滞瘀证。
初生新翳感风邪，翳大嫩溃肝火盛。
黑睛生翳久不敛，肝阴气血不足证。
黑睛赤脉满黑睛，肺肝热盛瘀热成。
黑睛深层赤脉混，肝胆热毒滞瘀证。
白色颗粒赤脉束，肝热虚中夹实证。
黑睛形状大小异，多是先天异常呈。

黑睛广泛局部突，肝亢气机壅塞成。

注

1. 辨黑睛翳障

(1) 黑睛生翳漫布，兼有血丝伸入而黑睛浑浊，多为肝胆湿热，兼有瘀滞之证。

(2) 黑睛初生黑翳，多为外感风邪。黑睛翳大浮嫩或有溃陷，多为肝火炽盛。

(3) 黑睛翳障久不收敛，多为肝阴不足或气血不足。

2. 辨黑睛赤脉

(1) 黑睛浅层赤脉如赤膜状，包满整个黑睛，甚或堆积如肉状，为肺肝热盛、瘀热互结。

(2) 黑睛深层赤脉如梳样而浑浊，多为肝胆热毒蕴结，气滞血瘀所致。

(3) 黑睛有灰白色颗粒又见赤脉成束追围，为肝经积热或虚中夹实。

3. 辨黑睛形状改变

(1) 黑睛形状大小异常（比正常的大或小），多为先天性异常。

(2) 黑睛广泛地或局部地突起，多为肝气过亢或气机壅塞。

（五）水轮辨证

1. 辨瞳神大小

瞳神散大淡绿胀，眼硬痛呕肝火上。
散大呕吐眼痛胀，气滞血瘀虚阳亢。
瞳神散大不收歪，明显黄仁受外伤。
瞳神紧小抱轮红，干缺不圆阴火旺。
瞳神紧小如针孔，神水浑浊黄液冲，
黑睛后壁沉物多，抱轮红赤肝热重。

注

1. 瞳神散大呈淡绿色，眼胀欲脱，眼硬如石，头痛呕吐，多为肝胆之火上炎。

2. 瞳神散大，时有呕吐，眼痛眼胀，病势较缓和，多为气滞血瘀，阴虚阳亢。

3. 瞳神散大不收，或瞳神歪斜不正，有明显外伤史，为黄仁受外伤所致。

4. 瞳神紧小，抱轮红赤，瞳神干缺不圆，反复难愈，为阴虚火旺所致。

5. 瞳神紧小，甚至小如针尖样瞳孔，神水浑浊，黄液上冲，黑睛后壁沉着物多，抱轮红赤，多为肝胆实热较重所致。

2. 辨瞳神气色改变

瞳神散大色淡黄，不辨明暗绿风障。
瞳神圆翳不红痛，肝肾不足失滋养。
瞳神金花黄白翳，瞳神干缺后遗伤。
瞳神红光满目红，血热气火阴火旺。
瞳神变黄珠变软，白睛混红火毒酿。
瞳神变黄珠变硬，状如猫眼癌症伤。

注

1. 瞳神散大，瞳孔内呈淡黄色，不辨明暗，为绿风内障后期。

2. 瞳神内结白色圆翳，不红不痛，瞳神展缩自如，视力渐降，多为老年肝肾不足而晶珠失养。

3. 瞳神内结金花状黄白色翳障，瞳神紧缩不开，为瞳神干缺后遗症。

4. 瞳神变红，甚至红光满目，视力骤减（多为视网膜出血、玻璃体出血），常是血热妄行，或气火上逆；如反复出血则多是阴虚火旺。

5. 瞳神内变黄，眼珠变软，白睛浑浊而红，多属火毒之邪，攻于睛中。

如瞳神内变黄，眼珠变硬，状如猫眼，多因眼内癌症所伤。

3. 辨眼后段改变

眼后段病总述

1）辨玻璃体改变

眼后段病仪器查，淤血充血缺血肿，
渗出机化色沉萎。炎症充血渗出肿。
出血缺血血行瘀。变性萎坏缺营养。
玻璃尘埃状浑浊，肝胆热毒湿热酿。
玻璃片状条状浑，热血滞瘀或外伤。
玻璃棉絮丝网浑，肝肾气血虚弱酿。

注

眼后段病要用仪器检查，病变属中医的“内障”范畴，所涉及的脏腑经络极为广泛，辨证较复杂。

1. 眼后段病总述

眼后段病变常见体征为：瘀血、充血、缺血、渗出、水肿、机化、色素沉着、萎缩等，多由炎症，血循障碍和组织变性等引起。

眼后段炎症表现为组织充血、渗出和水肿。

眼后段血循障碍为瘀血、出血和缺血。

眼后段组织变性多是营养障碍，因营养缺乏表现为组织变性、萎缩或坏死。

2. 辨玻璃体改变

a. 玻璃体内出现尘埃状浑浊，且有炎性病变或炎性病史，多为湿热蕴蒸或肝胆热毒煎灼。

b. 玻璃体内出现棉絮状或网状浑浊，且眼底有高度近视等退行性病变，多因肝肾不足或气血虚弱。

2）辨视盘改变

视盘鲜红充血隆，滞瘀肝郁肝火攻。
轻度充血眼动痛，多是气滞血瘀踪。
视盘凹深淡苍白，脾肾肝血亏虚重。
视盘边模滞瘀证，色淡边模虚实纵。
视盘血管屈膝偏，偏鼻动脉见搏动，
痰湿内阻气滞瘀，视盘水肿色黯红，
滞瘀痰湿遇阻证。阳虚水湿色淡红。

注

1. 视盘鲜红，充血隆起，边缘模糊多为肝胆实火，肝郁化火或气滞血瘀。

2. 视盘轻度充血，视力下降，眼球转动疼痛多为气滞血瘀。

3. 视盘生理凹陷扩大加深，颜色淡白或苍白，多因脾气虚弱、或肝血不足，或肝肾两虚，而目系失于滋养所致。如视盘颜色淡白或苍白，边缘模糊为气滞血瘀。如视盘色淡，边界模糊，周围血管伴有白色者，多为虚实夹杂证。

4. 视盘血管呈屈膝状，偏向鼻侧，或有动脉搏动征象，多为痰湿内阻，或气滞血瘀。

5. 视盘水肿隆起，如颜色黯红者为肾阳不足，命门火衰，气滞血瘀证或痰湿郁遏证。若颜色淡红者为阳虚水湿积聚。

3）辨视网膜改变

视网出血鲜焰红，深层出血圆点红，
出血量多满玻璃，心肝火盛伤目中，
或是阳亢脾气弱，瘀血外伤破损攻。
肝郁滞瘀或痰湿，可见视网血暗红。
视网反复出血证，或有新血管生成，
新旧血液相混杂，阴火脾虚血瘀成。
视网黄斑局限肿，肝热脾湿阴火证，
或者脉络瘀滞肿，漫肿阳虚水泛证。
视网新鲜渗出物，阴火肝胆湿热证，
陈旧渗出物痰湿，肝肾不足滞瘀证。
视网萎缩机化变，肝肾气血滞瘀痰。
视网色沉色素黑，肾阴肾阳虚湿痰。

注

1. 早期视网膜出血颜色黯红，呈火焰状者；或出血处在视网膜深层，呈圆点状出血，出血量多，积满玻璃体者，或为心肝火盛，灼伤目中脉络；或为阴虚阳亢，或为脾气虚弱，或为瘀血阻络，新血妄行，或为眼受外伤所致。

视网膜出血颜色暗红多为肝郁气滞，气滞血瘀或痰湿。

2. 视网膜反复出血，新旧血液混夹，或有新血管生成，多为阴虚火旺、脾气虚弱或因虚有血瘀而成。

3. 局限在视网膜黄斑处水肿，可因肝热、脾虚有湿、阴虚火旺、或脉络瘀滞之血瘀水肿。视网膜弥漫性水肿多因脾肾阳虚，水湿上泛所致，也可因外伤引起气滞血瘀所致。

4. 视网膜渗出：视网膜出现新鲜渗出物，多为肝胆湿热或阴虚火旺所致。视网膜出现陈旧性渗出物，多为痰湿郁积，或肝肾不足兼有气滞血瘀证。

5. 视网膜萎缩与机化：视网膜萎缩是肝肾不足或气血虚弱而视衣失养。视网膜有机化物是气滞血瘀兼有痰湿。

6. 视网膜色素沉着：视网膜色素色黑是肾阴虚或肾阳虚（命门火衰）。视网膜色素黄黑相兼，状如椒盐，多为脾肾阳虚而痰湿上泛所致。

4）辨视网膜血管改变

视网血管扩张粗，扭曲串珠渗出物，
肝郁气滞气血瘀，心肝火盛血瘀阻。
微动脉瘤色黯红，肝肾虚火炎瘀阻，

气血不足无力通，血瘀血管扩张著。
视网血管变细小，视盘色淡虚夹瘀，
视网动细白线状，肝郁气滞气血瘀。
视网血管阻滞瘀，气虚血瘀或痰湿，
或者肝火灼脉道，肝气上逆气血闭。

注

1. 视网膜血管扩张变粗大，扭曲如串珠状，常伴有渗出物：①多为肝郁气滞、气滞血瘀；或②心肝火旺使血分有热而瘀；或③微动脉瘤形成则色泽黯红，多因肝肾阴亏、虚火上炎致瘀；或④气血不足而无力疏通脉道而血瘀。

2. 视网膜血管变细小伴视盘色淡等眼底退行性改变，多为气血不足，虚中夹瘀。视网膜动脉变细，甚至呈白线条状，多为肝郁气滞，气血瘀阻。视网膜动脉痉挛变细，反光增强或动、静脉交叉处有压迹，或黄斑部有螺旋状小血管，多为肝肾阴虚而肝阳上亢。

3. 视网膜阻塞多为气虚血瘀或痰湿；也可因肝火上炎而火灼脉道而瘀；还可因肝气上逆，气血郁闭而阻塞。

5）辨黄斑区改变

黄斑水肿渗出疾，肝气犯脾停水湿。
肿消遗留渗出物，多为气血有瘀滞。
新旧渗出物混杂，多是阴虚火旺起。
如果渗出物陈旧，这是肝肾不足使。
黄斑水肿久不消，脾肾阳虚之水湿。
黄斑出血脾不统，外伤热郁阴火起。
黄斑色沉囊性变，肝肾脾肾阳痰湿。

注

1. 黄斑水肿与渗出：①黄斑水肿渗出多为肝气犯脾，水湿停聚所致。②黄斑水肿消退后遗留渗出物，多为气血瘀滞。③黄斑新旧渗出物混杂，多为阴虚火旺。④黄斑渗出物比较陈旧，为肝肾不足。⑤黄斑水肿久不消退，多属脾肾阳虚失于气化，水湿停滞。

2. 黄斑出血多为思虑劳伤，损及心脾，脾失统摄所致；或因外伤，或热郁脉络，热迫血妄行，溢出脉外；或阴虚火旺所起。

3. 黄斑色素沉着或黄斑囊样变性，多为肝肾不足，或脾肾阳虚，或痰湿上泛所致。

三、辨眼科常见症状与体征

（一）眼科病常见症状

视物不清视力降，云雾移睛黑花状，
萤星满目光如虹，眼前火闪边流光，
起立眼花一视二，能近怯远眼内障，
视物不见视野小，视斜变形变色盲，
瞳神散大或缩小，眼底眼血渗出伤，
抱轮红赤白睛混，甲亢凸眼蟹睛状，

目眵黑睛新宿翳，白膜赤膜遮两眼，

眼球突出或低陷，眼珠偏斜或震颤。
睑垂外伤疮湿烂，结节痂皮胬肉瘢，
白睛黄染铜丝状，胞睑抽跳频眨眼。

注

眼科常见症状有：视物不清，视力骤然下降，云雾移睛，自觉眼前黑花飞舞，荧星满目，五彩光华，视灯光如虹，自觉眼前方有火焰闪烁跳跃，眼角边流飞金光或黑光，起立眼花，视一为二，能近怯远。

眼内障，视物不见，视野缩小，视正反斜，视物变形或变色，夜盲、暴盲、睁眼盲（睁眼有光感或无光感），瞳神散大或缩小，眼底出血、白睛出血或布满血丝，眼底渗出物，抱轮红赤、白睛浑浊，甲亢凸眼如蟹眼状，两眼裂不等大。

眼痛有涩痛，磣痛，灼痛，冷痛，迎风痛，胀痛，刺痛，酸痛，牵拉样痛，隐痛，暴痛，肿痛，眼深部疼痛如有异物塞痛。

目赤，目干涩，羞明，流泪（冷泪或热泪，迎风流泪，迎光流泪），眼肿、眼红肿、眼胀肿、眼痒、目眵。

黑睛新翳或宿翳，眼生白膜或赤膜（可遮睛），双侧（或一侧）眼球凸出或低陷。

眼珠偏斜或眼珠震颤，胞睑下垂，下睑胞肿如桃，眼珠受伤、眼眶受伤、眼睑受伤，眼睑或眦或眼球生疮或湿烂，眼睑结节，眼结石，痂皮，胬肉，瘢痕，白睛黄染，白睛与黑睛交界处有铜丝状圈物，胞睑抽搐跳动，频频眨眼（鬼眨眼）等。

眼科医生要熟悉症状，辨别眼病。

（二）辨视觉

视物不清白睛红，翳膜风热肝火攻。
视力骤降目赤胀，瞳神散大痰火风。
眼外观好视物朦，肝郁气滞阴火旺，
气血不足肝肾亏。飞蚊肝肾阴火旺。
起立眼花精血亏。眼无赤痛视力降，
血热妄行气不摄，滞瘀肝火气逆上。
内障已久渐失明，肝肾气血亏虚酿。
入夜不见视野小，精亏阳虚辨别良。
阳虚久视能看近，阴精亏者看前方。
视物变色正反斜，肝郁虚火脾湿酿。
视一为二风入络，或是精血亏耗伤。

注

1. 视物不清，伴白睛红赤或翳膜遮睛，属外感风热或肝胆火炽。
2. 视力骤降伴目赤胀痛、瞳神散大者，多为头风痰火。
3. 眼外观端好而视物渐昏朦者，多为肝郁气滞、阴虚火旺、气血不足或肝肾阴亏。
4. 自觉眼前黑花飞舞，云雾移睛者为浊气上逆、肝肾阴亏或阴虚火旺。
5. 起立头昏眼花，多属精血亏虚。
6. 目无赤痛而视力骤降者，多为血热妄行、气不摄血、气滞血瘀、肝火上扰或肝气上逆所致。
7. 内障已久，视力渐降以致失明者，多为肝肾亏虚、气血两亏所致。

8. 入夜视物不见伴视野缩小，多为肝肾精亏或脾肾阳虚所致。

9. 能近怯远为阳气不足或久视伤睛。能远怯近为阴精亏损。

10. 目妄见，视物变色，视正反斜，多因肝郁血滞虚火上炎或脾虚湿聚。

11. 视一为二，多为风邪入络，或精血亏虚。编者曾收治1患者看1物为左边1物、右边1物，左上方1物，右上方1物，4物中间还有1个洞，按精血亏虚兼瘀滞治疗，4个月后好转。

（三）辨目痛

外障阳证眼灼痛，涩痛磣痛针刺痛。
内障阴证牵拽痛，眼深处痛酸胀痛。
实证暴痛持续痛，难忍拒按红肿痛。
虚证久痛时发止，隐痛喜按不红肿。
痛而喜冷属于热，痛而喜温是寒痛。
阳盛午夜午前痛，阴盛下午午夜痛。
太阳巅顶后项痛，阳明前额鼻牙痛，
少阳痛连颞颥处。风热泪黏磣灼痛，
刺痛瘀阻风痰火，气火郁闭珠胀痛，
热郁血分烧灼痛，火毒滞瘀眼刺痛。
肝郁气滞肝火炎，常有眼珠深处痛。

注

1. 外障眼病引起的目痛常感灼痛、涩痛、磣痛、刺痛，多属阳证。

2. 内障眼病引起的目痛常感牵拽痛、眼珠深部疼痛、酸痛、胀痛，多属阴证。

3 实证则暴痛，持续作痛，疼痛难忍，痛而拒按，红肿疼痛。

虚证则久痛，时作时止，隐痛，痛而喜按，不红不肿微微作痛。

4. 热证则痛而喜冷，寒证则痛而喜温。

5. 阳盛则午夜起到中午前痛，可缓解。阴盛则下午午后到午夜痛，可缓解。

6. 太阳经受邪则头巅顶到后项疼痛。阳明经受邪则前额鼻齿部位疼痛。少阳经受邪则颞颥部位疼痛。

7. 外感风热则泪多黏结，目赤磣痛、灼痛。头目剧痛如锥刺为头风痰火，气血瘀阻。眼珠胀痛多是气火上逆，气血郁闭所致。

8. 热郁血分则眼内烧灼痛。眼珠刺痛为火毒壅盛，气血瘀滞。眼珠深部疼痛多为肝郁气滞或肝火上炎。

（四）辨目痒目涩

风热目痒迎风重，热毒痒痛红赤肿，
睑烂瘙痒为湿热，风湿热痒如爬虫。
眼痒眼涩时作止，多为血虚而生风。
津液精亏眼干涩，风热泪痒磣涩痛。

注

1. 目痒：外感风热则目痒而赤，迎风加重。风热邪毒炽盛则目痒疼痛并作，红赤肿痛较甚。睑弦赤烂，瘙痒不已，多为脾胃湿热蕴积。

风湿热三邪蕴结则目痒如虫爬行。眼痒眼涩，时作时止，多为血虚生风。

2. 目涩：眼干涩多为津液、精血亏损。外感风热则流泪羞明，目磅涩作痒赤痛。

（五）辨羞明

羞明赤肿痛痒泪，多为风热肝火罪。
羞明干涩无红肿，风邪未尽阴血亏。
红赤不显羞明轻，多为阴虚火炎烩。
没有翳膜红赤肿，脾虚气陷睑下垂。

注

1. 羞明而伴赤肿痒痛流泪，多为风热或肝火所致。羞明伴干涩而无红肿者，多为风邪未尽，阴血亏虚。羞明较轻而红赤不显，多为阴虚火炎。

2. 羞明而无赤脉翳膜，也没有眼部红赤肿痛，只有眼睑下垂，多为脾气不足或阳虚气陷。

（六）辨眵泪

目眵外障眼病热，眵多硬结肺实热，
眵稀不结肺虚热，目眵胶黏为湿热。
眵稠黄脓热毒盛。热泪迎风泪风热，
冷泪昏朦肝肾虚，排泪窍道阻塞窄。
眼干昏花眼泪少，椒疮阴精亏耗得。

注

1. 目眵是外障眼病的常见症状，多属热。眵多硬结为肺经实热。眵稀不结为肺经虚热。眵多黄稠似脓为热毒炽盛。目眵胶黏为湿热。眵多黄稠似脓为热毒炽盛。

2. 迎风流泪或热泪如汤，多是外感风热，责之肝肺。冷泪长流，目视昏朦，流泪为肝肾不足，或排泪窍道阻塞所致。眼干涩昏花而泪少，为阴精亏耗，或椒疮后遗症。

（七）辨翳膜

新翳初起黑睛混，粗糙浮嫩底不净，
边模周围纵深发，不同程度红赤呈，
荧光染色查阳性，畏光流泪磅涩疼。
宿翳云厚冰斑翳，边清光滑黑睛混，
没有发展赤痛泪，黑睛病愈之瘢痕。
瞳神宿翳挡视力，黑睛宿翳视力正。
冰瑕云翳薄如冰，云斑翳厚蝉翅云。
厚翳角膜白斑白，斑脂翳白黏连性。
膜从白睛黑白际，中央蔓延白或赤。
膜上赤丝叫赤膜，肺肝风热络瘀滞。
红赤不显叫白膜，肺阴不足虚火起。
膜薄淡轻不遮瞳，膜重遮瞳膜厚赤。

注

古人把黑睛和晶珠的病变统统叫“翳”。有新翳和宿翳之分。西医学的“翳”相当于中医学的“宿翳”。

1. 辨黑睛生翳

新翳：新翳初起，黑睛浑浊，表面粗糙，轻浮脆嫩，基底不净，边缘模糊，具有向周围与纵深发展的趋势，并伴有不同程度的目赤、磣涩疼痛，畏光流泪，荧光素溶液染色检查为阳性。

黑睛属肝，病变从肝论治，黑睛新翳也从肝论治。新翳有发展趋势而易传变，或由他病发生新翳，可波及黄仁及瞳神，轻者可治疗消散，重者留下瘢痕而成宿翳。

(1) 宿翳：宿翳分为云翳，冰瑕翳，厚翳，斑脂翳4类。宿翳边缘清晰、表面光滑、黑睛浑浊、没有发展趋势、没有赤痛流泪等，为黑睛疾病痊愈后留下的瘢痕。荧光素溶液染色检查为阴性。

(2) 云翳（西医学叫斑翳）稍厚，如蝉翅，如浮云，在自然光下可见。

(3) 厚翳（西医学叫角膜白斑）：翳厚，色白如瓷，一看即知。

(4) 斑脂翳（西医学叫黏连性角膜白斑）和黄仁黏着，瞳神倚侧不圆。

(5) 宿翳如位于瞳神正中则遮挡视力。如在黑睛边缘没有遮挡瞳神则视力可正常。

2. 辨膜

膜是从白睛或黑白之际起障一片，或白或赤，逐渐向黑睛中央蔓延者，叫做膜。膜上赤丝密布者叫赤膜，属肝肺风热，脉络瘀滞。

膜上赤丝细而疏，赤白不显者叫白膜，属肺阴不足，虚火上炎所致。

膜薄色淡不遮挡瞳神者病轻。膜厚色赤而遮挡瞳神者病较重。

（八）辨眼位改变

单眼突出转动限，白睛浅层红赤肿，
风热火毒结聚患。双眼突出鹘眼红，
肝郁火热目络瘀。突凸低头恶呕重，
仰头平卧时减轻，气血并上瘀滞证。
眼突胞睑青紫肿，外伤眶内血络损。
眼珠进行性突出，常为眶内肿瘤成。
眼珠向后方缩陷，精亏瘀血机化症。
大吐大泻眼球陷，多为津液大伤症。
眼珠萎陷穿破损，瞳神紧小失治成。
眼珠突偏转动限，重影恶呕阻风痰。
双眼交替内外偏，自幼如此是先天。
眼珠突颤头晕眩，风邪入袭肝风患。
从小就有眼震颤，视力极差是先天。

注

1. 辨眼珠突出

(1) 单侧眼珠突出，转动受限，白睛浅层红赤浮肿，多为风热火毒。

(2) 双侧眼珠突出，红赤如鹘眼，多是肝郁化火，火热上炎引起目络瘀滞所致。

(3) 眼球突然凸出于眶外，低头时恶心呕吐加重，仰头平卧时减轻，为气血并走于上，脉络瘀滞所致。

(4) 眼珠突出，胞睑青紫肿胀，有明显外伤史者，为眶内血络受损，血溢络外所致。

(5) 眼珠进行性突出，多是眶内肿瘤引起的。

2. 辨眼球低陷。

(1) 眼珠向后方缩陷，叫膏伤珠陷，因肾精亏耗或眶内瘀血机化所致。

如大吐大泻后眼球缩陷，为津液大伤。

(2) 眼珠萎缩塌陷可因眼珠穿破伤或瞳神紧小失治所致。

3. 辨眼珠偏斜

(1) 眼球突然偏斜于一侧，转动受限，重影（视一为二），恶心呕吐，多为风痰阻络。

(2) 双眼交替向内或向外偏斜，自幼得之，为先天不足。

4. 辨眼球震颤

(1) 眼珠震颤突然发生，伴头晕目眩，多是风邪入袭或肝风内动所致。

(2) 自幼眼球震颤，视力极差，为先天不足或眼珠发育不良。有极个别者双眼不停而频频快速的对称性震颤而不影响视力者，为先天性生而成之，不属病。

第三节 眼科常规检查

一、视力 视野检查

眼常规查视力野，立体视觉色觉情，
视电生理暗适应，远近裸视和戴镜。
正常视野平均值：上五六下七十四，
鼻侧六五颞九一。注意生理盲点值：
颞侧十五点五度，中线下一点五度，
垂直直径七点五，横径五点五度数。
病理视野向心小，色素变形青神炎，
偏盲部分全象限，多是视交叉病变。
扇形缺损青光眼。中心暗点黄斑变，
或者球后视神炎。弓形暗点青光眼，
视神缺血性病变。视网色素环形暗。
生理盲点扩大病，盘肿缺损近视眼。

注

眼常规检查：视力、视野、立体视觉和色觉的情况。视觉电生理和暗适应的检查也是反应人的视觉能力的。

1. 视力

视力检查包括近视力、远视力、裸眼视力、戴镜视力。

视力即视锐度，又叫中心视力，中心视力反映黄斑的视功能，分远视和近视力。要记录“光感”或“无光感”。

2. 视野

视野是指眼向前方固视时所能看见的空间范围。相对于中心视力而言，视野反映了周边视网膜的视力。距中心注视点30°以内的范围叫中心视野，30°以外的视野范围叫周边视野。

正常人动态视野的平均值为：上方56°，下方74°，鼻侧65°，颞侧91°。生理盲点中心在注视点颞侧15.5°，水平中线下1.5°，垂直径为7.5°，横径5.5°。生理盲点的上、下缘都有狭窄的弱视区，为视盘附近大血管的投影。

病理性视野一般分为4种：向心性视野缩小、偏盲、扇形缺损和暗点。

（1）向心性视野缩小：常见于视网膜色素变形、青光眼晚期、球后视神经炎（口诀：色素变形青神炎）。

（2）偏盲：以注视点为界，视野的半边缺损叫偏盲，对诊断视路疾病最为重要。同侧偏盲分为部分性、完全性和局限性偏盲3类，以部分同侧偏盲多见，多为视交叉后的病变引起。颞侧偏盲常从轻度颞上方视野缺损到双颞侧全盲者，多为视交叉病变引起。

（3）扇形缺损：以鼻侧阶梯多见，为青光眼早期视野改变，象限盲则是视放射前部损伤。

（4）暗点：除生理盲点外都为病理性。中心暗点常为黄斑部病变或球后视神经炎。弓形暗点常见于青光眼或缺血性视神经病变。环形暗点多见于视网膜色素变性。生理性盲点扩大为视盘水肿（盘肿），视盘缺损或高度近视等。

二、色觉、立体视觉

视锥细胞辨颜色，色觉障碍弱色盲，
红绿色盲全色盲，常见红色绿色盲。
常用假同色图查，10秒钟内查色盲。
立体深度空间觉，六十狐秒内正常。
虹睫体炎房水浑，前房一条灰白光。

注

1. 色觉检查

视网膜锥体细胞辨别颜色的能力叫色觉。色觉障碍包括色盲和色弱。完全不能辨别颜色叫色盲。辨别颜色的能力减弱叫色弱。色盲有红色盲，绿色盲，全色盲。以红绿色盲最为常见。

检查色觉最常用假同色图，把色盲表正面放在离被检者约50cm处，每个版面的辨认时间不得超过10秒钟，以查色盲。

2. 立体视觉

立体视觉又叫深度觉、空间视觉，一般以双眼单视为基础。立体视觉锐度的正常值为≤60弧秒。

三、眼底检查

角膜之上有浑浊，黑影移动眼动同。
晶状体上的浑浊，眼动黑影不变动，
玻璃黑影眼动反，眼动突停仍飘动。

眼底查视网血管，视盘视网膜黄斑。
视盘大小形状色，边界视盘新血管，
凹陷有无加深扩，杯盘比值之改变，
充血出血渗出肿，动脉屈膝搏动辨。

视网膜血管粗细，比例行径弯曲度，
动静压迫拱桥情，管壁反光分支度，

血管壁有无白鞘，新生血管血管阻。
黄斑部查中心凹，反光是否存在看，
视网膜血渗出肿，黄斑变性孔色乱。

视网膜查色素沉，肿血渗出机化情，
有无裂孔或脱离，新生血管肿瘤等。

注

1. 判断浑浊

令被检者转动眼球，如黑影移动方向与眼球转动方向相同，则为角膜浑浊。如眼球转动而黑影位置不变动，则为晶状体浑浊。如黑影移动的方向与眼球方向相反，突然停止眼球转动后而黑影仍然在飘动，则是玻璃体浑浊。

2. 视盘检查

要查视盘的大小、形状、颜色，边界是否清楚，视盘面有无新生血管，生理凹陷有无加深、扩大，杯盘比值有无改变，视盘有无充血、出血、渗出、水肿，视盘上动脉有无搏动及血管是否呈屈膝状。

3. 视网膜检查

要查视网膜血管的粗细、比例、行径、弯曲度，动静脉有无压迫或拱桥现象，视网膜血管壁反光、分支角度（分支度），视网膜血管壁有无白鞘及有无新生血管，视网膜血管有无阻塞。

4. 黄斑部检查

要查中心凹反光是否存在，视网膜有无出血、渗出、水肿、黄斑有无变性或裂孔，黄斑色素是否紊乱（口诀：黄斑变性孔色乱）。

5. 视网膜检查

要查视网膜有无色素沉着，水肿、出血、渗出、有无机化物，视网膜有无裂孔或脱离，视网膜有无新生血管或肿瘤等。

第四节 眼科特殊检查

一、眼底血管造影检查

（一）荧光素眼底血管造影（FFA）

眼底血管荧光影，透见荧光窗样损，
先天色素上皮减，色素上皮萎缩症。
荧光渗漏网屏损，黄斑血管囊肿症。
如果脉络膜渗漏，玻璃膜疣黄斑痕。
新生血管荧光强，视网膜者缺血成，
糖尿视网膜病变，网静周炎缺血病。
视网膜下新血管，渗出脉络视网病，
年龄相关黄斑病。异常血管吻合生，
视网膜缺血氧成，脉瘤管曲侧支循。

荧光遮蔽渗出物，或者色素出血症。
血管阻塞低荧光，颈动狭窄无脉病，
眼动视网中动阻，视网膜的静脉病。
毛管阻塞无荧光，糖尿病视网膜病，
视网膜静脉阻塞。荧光素纳副反应：
恶呕喷嚏和眩晕。禁用心肝肾脏病。

注

正常人臂－视网膜循环时间：荧光素纳从肘静脉注入后随血流到达眼底的时间为7～12秒。

常见的异常眼底荧光形态有高荧光形态和低荧光形态。

1. 高荧光有荧光素窗样缺损，荧光素渗漏，荧光亮点，荧光晕。

(1) 透见荧光，又叫荧光素窗样缺损，见于各种原因引起的先天性色素上皮的色素减少或色素上皮萎缩。

(2) 荧光素渗漏

①视网膜渗漏是因视网膜内屏障受损（口诀：网屏损）。如为黄斑血管渗漏则为囊样水肿。

②脉络膜渗漏如表现为池样充盈，则要考虑视网膜神经上皮层下或色素上皮层下的病变。脉络膜渗漏如表现为组织染色，则要考虑视网膜下有异常结构或异常物质，如玻璃疣、黄斑瘢痕等。

(3) 新生血管：新生血管可发生在视网膜上、下、视盘上，还可伸入玻璃体。越是新鲜的新生血管荧光素渗漏越强。

视网膜新生血管主要是因为视网膜缺血所致，常见于糖尿病视网膜病、视网膜静脉周围炎（网静周炎）、视网膜静脉阻塞缺血等。

视网膜下新生血管常见于中心性渗出性脉络膜视网膜病变、年龄相关性黄斑变性。

(4) 异常血管及其吻合是视网缺血缺氧所致，常见于微动脉瘤、血管迂曲扩张、侧支循环等。

2. 低荧光

(1) 荧光遮蔽：由于渗出物、色素、出血等引起。

(2) 荧光充盈缺损：由于血管阻塞、血管内无荧光充盈引起的弱荧光，见于颈动脉狭窄、无脉病、眼动脉或视网膜中央动脉阻塞等。如毛细血管阻塞则有大片无荧光的暗区，叫无灌注区，见于糖尿病视网膜病变，视网膜静脉阻塞等。

3. 荧光素钠的副反应

恶心、呕吐、喷嚏、眩晕，有极少数患者因过敏可致死亡，应做好急救准备。严重心、肝、肾病患者禁用。

(二) 吲哚青绿血管造影（ICGA）

吲哚青绿血管影，脉络视网新血管，
黄斑脉络视网病，肿瘤息肉脉络炎。
吲哚禁用碘过敏，肝病孕妇尿毒症。

注

吲哚青绿血管造影（ICGA）用于检查脉络膜或视网膜的新生血管膜有独特的优势。

用于诊断和鉴别诊断年龄相关性黄斑变性，中心性渗出性脉络膜视网膜病变、视网膜大动脉瘤、脉络膜肿瘤，息肉样脉络膜病变和多种脉络膜炎等。

二、视觉电生理检查、视网膜电图

视网膜 a、b 波降，脉络膜视网膜炎，
广泛视网光凝后，视网膜脱色素变。
视网 b 波降 a 正，视网内层功能损，
视网中央动静阻，青少视网劈裂症。
振荡电波熄灭降，视网血液循环降，
视网中央静脉阻，糖尿视网膜病伤。
视网膜电位图形，开角青光黄斑病。
多焦多点视网电，遗传视网黄斑病。

注

视网膜电图（ERG）有3种：闪光 ERG（F－ERG），图形 ERG（P－ERG）和多焦 ERG（mfERG）。

1. 视网膜闪光 ERG

（1）a 波和 b 波都下降，见于脉络膜视网膜炎、广泛视网膜光凝后、视网膜脱离和视网膜色素变性。

（2）b 波下降，a 波正常，见于视网膜内层功能受损、视网膜中央动脉阻塞、视网膜中央静脉阻塞。青少年视网膜劈裂症。

（3）振荡电位 OPS 波下降或熄灭，见于视网膜血液循环障碍、视网膜中央静脉阻塞或糖尿病视网膜病变。

2. 视网膜图形 ERG，用于检查开角性青光眼、黄斑病变等。

3. 视网膜多焦 ERG（mfERG），即多点位视网膜电图。用于检查遗传性视网膜变性、黄斑疾病等。

视觉诱发电位、眼电图及眼科影像检查、暗适应检查和对比敏感度。

第六章　眼科治疗概要

第一节　眼科常用内治法

一、祛风清热法、泻火解毒法

外障祛风清热法，风重于热羌活胜，
风热并重防风通，热重驱风散热饮。
火热眼病红肿烂，肝胃肺心火毒盛，
肝火泻青龙胆泻，肺火清肺泻肺饮，
胃火要用清胃汤，心火导赤竹泻经。
火毒壅盛黄连解，眼珠灌脓膏栀芩，
硝黄枳壳花粉枯，竹叶银花瓜蒌仁。

注

外障眼病用祛风清热法，症见眼病突发，胞睑红肿，痒痛怕光，眵泪交加，

白睛红赤，黑睛浅层生翳，瞳神缩小，目珠偏斜，眉骨疼痛，有恶风发热，头痛流涕，苔薄黄，脉浮数为风热表证，用祛风清热法。

如风重于热用羌活胜风汤，热重于风用驱风散热饮子，风热并重用防风通圣散。火热眼病用泻火解毒法。

实热毒邪之眼病则头目剧痛，怕光怕热，泪热眵稠，猝然失明，胞睑红肿，生疮溃烂，白睛混赤，黑睛溃焰，黄液上冲，瞳神缩小，瞳神散大，眼内出血、渗出，目珠高突，活动受限，兼见口干欲饮，便秘尿黄赤，舌红苔黄，脉数等实热表现。

实热毒邪有肝火、胃火、肺火、心火、火毒之分。肝火用泻青丸或龙胆泻肝汤。胃火用清胃汤。肺火用泻肺饮。心火用导赤散或竹叶泻经汤，火毒用黄连解毒汤或眼珠灌脓方（石膏　栀子　黄芩　芒硝　大黄　枳壳　花粉　夏枯草　竹叶　银花　瓜蒌仁）。

注意不要过早过多用寒凉剂，中病即止免伤脾胃。

二、利水祛湿法

外湿内湿上泛眼，胞肿痒烂泪多黏，
白睛污黄黑睛混，神水浑浊视物变，
翳障神小边如锯，眼底渗出水肿患，
纳呆便溏苔厚腻，身重体倦胀痞满。
肝胆湿热龙胆泻，痰湿互结用涤痰，
脾胃湿热苡仁汤，湿热内蕴猪苓散。
除湿车草防苓芥，枳通翘滑陈芩连。
猪苓散通栀狗滑，大黄扁蓄苍车前。

注

利水祛湿法用治外湿和内湿上泛之眼病，症见胞睑浮肿，痒痛湿烂，泪眵胶黏，白睛污

黄，黑睛雾状浑浊，神水浑浊，视物变形，翳障如虫状，瞳神缩小，或瞳神边缘如锯齿，眼底渗出、水肿，伴全身症状：纳呆便溏，舌苔厚或厚腻，身重体倦，胸胁胀痞满。

肝胆湿热者用龙胆泻肝汤。痰湿互结者用涤痰汤。风湿挟热者用除湿汤。脾胃湿热用苡仁汤。湿热内蕴用猪苓散。

除湿汤：车前仁 甘草 防风 茯苓 荆芥 枳壳 木通 连翘 滑石 陈皮 黄芩 黄连。

猪苓散：木通 栀子 狗脊 滑石 大黄 扁蓄 苍术 车前仁。

千寒易温，一湿难愈。湿邪缠绵，病程长。要注意祛水利湿药伤阴耗液，养阴又留湿，要把握好分寸。

三、止血法

白睛溢血胞衣血，血灌瞳神要止血。
血热妄行十灰散，宁血汤治虚火血，
鹤旱生地栀芍茅，阿胶及蔹侧柏叶。
气不摄血归脾汤，蒲黄外伤眼底血。

注

眼部出血常见白睛溢血，胞衣出血，血灌瞳神等。用止血法，只用于在出血阶段，适时调为活血化瘀法。

血妄行用十灰散清热凉血止血。虚火伤络出血要滋阴凉血止血，用宁血汤：仙鹤草　旱莲草　栀子　白芍　白茅根　阿胶　白及　白蔹　侧柏叶。

气不摄血者用归脾汤。外伤出血或眼底出血用生蒲黄汤。

四、活血化瘀法

眼部血瘀活血瘀，红肿青紫肿块节，
痛胀刺痛组织增，血管痉挛出缺血，
血管扩张或阻塞，眼底组织机化得，
萎缩变性肌麻痹，外伤手术瘀斑色。
瘀阻桃红四物汤，失笑血府逐瘀汤。
瘀热归芍红花草，军栀芩翘地芷防。
气虚血瘀补阳还，外伤血瞳祛瘀汤，
芎归桃芍仙鹤草，旱泽丹郁生地黄。
血热血灌瞳神病，大黄当归木贼芩，
栀菊苏木和红花。活血虚弱孕妇禁。

注

治疗眼部血瘀要活血化瘀法。症见眼部红肿青紫，肿块结节，痛胀刺痛且位置固定，组织增生，血管痉挛，眼内出血或缺血，血管扩张或阻塞，眼底组织机化，眼底组织萎缩或变性，眼外肌麻痹，外伤或手术后眼部固定痛，舌有瘀斑瘀点。

瘀血阻络用桃红四物汤，失笑散或血府逐瘀汤。

血瘀热壅用归芍红花散：当归　赤芍　红花　甘草　大黄/军　栀子仁　黄芩　连翘　生地黄　白芷　防风。

气虚血瘀者用补阳还五汤。

外伤血灌瞳神者用祛瘀汤：川芎 归尾 桃仁 赤芍 当归 赤芍 仙鹤草 旱莲草 泽兰 丹参　郁

金 生地黄。

血热血灌瞳神者用大黄当归散：大黄 当归 木贼 黄芩 栀子 菊花 苏木 红花。

活血法不宜久用，久则伤正气。

破血药祛瘀力量峻猛，气血虚弱者和孕妇忌用。

五、活血利水法

血瘀水停血水结，利水渗湿活血瘀，
白睛出血肿胀痛，血灌瞳神睑肿瘀，
眼内出血渗出肿，内障视衣脱离术。
瘀肿四苓桃红物，血灌瞳神猪苓蒲，
阳亢暴盲镇肝熄，气滞血瘀血府逐，
消渴内障六味地，生脉活血利水物。
青风内障柴胡疏，逍遥活血利水物。
五风内障视衣脱，补阳还五利水著。

注

眼部血瘀水停、血水互结要用活血化瘀、利水渗湿法，症见白睛出血肿胀疼痛、血灌瞳神、胞睑瘀肿（肿瘀）、眼内出血或渗出或水肿。

五风内障及其手术后、视衣脱离术后等。视不同病情用不同的方剂。

如胞睑瘀肿，白睛出血胀肿，眼底外伤出血、水肿、渗出，用四苓散加桃红四物汤加减。

如血灌瞳仁的中、后期，宜养阴增液、活血利水，用猪苓散加生蒲黄汤（猪苓蒲）。

如气滞血瘀当理气通络、活血利水，用血府逐瘀汤加活血利水药。

如消渴内障宜益气养阴、活血利水，用六味地黄丸加生脉散加活血利水药。

如青风内障当疏肝理气、活血利水，用逍遥散或柴胡疏肝散加活血利水药。

如五风内障及视衣脱离术后瘀血水肿者，宜补阳还五汤加利水药。

六、疏肝理气法

肝郁气滞内外障，瞳神干缺青绿障，
目系视衣血管病，视力疲劳眼痛胀，
昏朦视物变形色，抑郁急躁情紧张，
忧虑纳呆经不调，胸胁乳房痛闷胀。
柴胡疏肝逍遥散，疏肝解郁育阴汤，
归术山苓枸磁石，五味二芍二地黄，
丹参升麻银柴胡，神曲栀子甘草良。

注

疏肝理气法用治与肝郁气滞有关的内外障眼病，如瞳神干缺，青风内障，绿风内障，目系、视衣及其血管疾病，视力疲劳，眼痛眼胀，视物昏朦，视物变形，视物变色，抑郁，急躁，情绪紧张，忧虑，纳呆，月经不调，胸胁乳房闷、痛、胀。常用柴胡疏肝散，逍遥散。

气郁化火用丹栀逍遥散。肝阴虚用疏肝解郁育阴汤：当归 白术 茯苓 枸杞 磁石 五味子 白芍 赤芍 生地黄 熟地黄 丹参 升麻 银柴胡 焦神曲 栀子 甘草。

七、补益气血法

气血亏虚视衣脱，睑垂肝劳和青盲，

视瞻昏渺视有色，圆翳青风高风障，
少气懒言神倦软，淡白少华心悸慌，
益气聪明芎归补，参苓白术八珍汤。

注

“目得血而能视，气脱者目不明”。气血亏虚则真气、真血、真精亏少而不能滋养神光，导致气血亏虚之眼病，如视衣脱离术后而眼睑下垂、肝劳、青盲、视瞻昏渺，视瞻有色，圆翳内障，青风内障，高风内障等，全身症状则有少气懒言，神倦软乏，动则甚，舌甲淡白，面色无华，心悸心慌，治宜补益气血，用益气聪明汤、芎归补血汤、参苓白术散，八珍汤类。

八、补益肝肾法

肝血养目精司明，肝肾不足遗滑精，
失眠健忘眼干涩，腰膝酸软耳鸣晕。
怕风怕光流冷泪，后勺痛胀常发昏，
五彩光华少神光，瞳神淡白风黑影，
瞳神散大或干缺，视瞻有色视物昏，
青盲圆翳青高障，视衣脱术肝劳见，
驻景丸三仁五子。杞菊地黄二至丸，
肾气左右归饮丸，可将活血化瘀兼。

注

肝血为养目之源，肾精为司明之本。肝肾不足则梦遗滑精，失眠健忘，眼干涩，腰膝酸软，耳鸣头晕，怕风怕光，流冷泪，后脑勺胀痛、或胀或痛，常常后头部分头昏，眼病则见瞳神淡白、飘飞黑影，眼内五彩光华闪烁漂流感，目少神光，瞳神散大或干缺，视瞻有色，视瞻昏渺，青盲、圆翳内障、青风内障、高风内障、视衣脱离术后，肝劳等。

代表方剂有驻景丸，加减驻景丸，三仁五子丸（柏子仁 车前仁 苡仁 酸枣仁 枸杞子 菟丝子 覆盆子 五味子 肉苁蓉 当归 茯苓 沉香 熟地黄），杞菊地黄丸，二至丸，金匮肾气丸，左右归饮或丸。因久虚有瘀，可兼用活血化瘀之品。

九、滋阴降火法

眼睛虚火上炎伤，瞳神干缺混睛障，
络损暴盲视昏渺，潮红盗汗烦怒状，
口苦咽干脉细数，头昏失眠或健忘，
梦遗知柏地黄丸，或者滋阴降火汤，
知柏芍麦柴芩草，当归川芎二地黄。

注

阴液亏虚，虚火上炎则瞳神干缺，混睛障，络损暴盲，视瞻昏渺；全身症状则见两颧潮红，盗汗梦遗，五心烦热，烦躁易怒，口苦咽干，脉细数，头昏失眠健忘；治则为滋阴降火法，代表方剂有知柏地黄丸，滋阴降火汤（知母 黄柏 白芍 麦冬 柴胡 黄芩 甘草梢 当归 川芎 生地黄 熟地黄）。

十、软坚散结法 退翳明目法

气血瘀滞痰湿结，白睛结节睑肿核，

内障眼病神膏混，眼底渗出水肿得，
眼内机化条膜成，温胆涤痰或二陈。
星翳初起风热盛，翳障后期兼扶正，
黑睛清肝平疏肝，拨云退翳菊决明，
石决明散消翳汤，滋阴退翳汤酌斟。
拨云退翳菊蔓荆，芎归蒙花地骨粉，
薄荷木贼蛇蝉蜕，花椒连蒺草桃仁。
滋阴退翳增液菀，知蒺菊草贼蝉青。
消翳汤柴蒙归芎，草地贼防蔓枳荆。

注

痰饮可引起眼病，要用祛痰软坚散结的方药，以治疗内、外障眼病中出现痰湿互结、气滞血瘀的证候，外障见胞睑肿核，白睛结节隆起。内障眼病见神膏浑浊、眼底渗出水肿、眼内机化条膜形成等，宜用软坚散结法。治痰饮的代表方剂有二陈汤、温胆汤或涤痰汤。

黑睛属肝，黑睛生翳要退翳明目兼清肝、平肝、疏肝。黑睛星翳初起风热较盛，红赤流泪，以疏风清热为主；中期风热渐轻，宜退翳明目为主；后期邪气已退而正气不足者应兼扶正。

代表方剂有拨云退翳丸（菊花 蔓荆子 川芎 归尾 蒙花 地骨皮 天花粉 薄荷 木贼 蛇蜕 蝉蜕 花椒 黄连 蒺藜 甘草 桃仁），菊花决明散，消翳汤（柴胡 蒙花 当归 川芎 甘草 生地黄 木贼 防风 蔓荆子 枳壳 荆芥穗），滋阴退翳汤（生地黄 麦冬 玄参 知母 蒺藜 菊花 甘草 木贼 蝉蜕 青葙子）。

第二节　眼部病变针灸常用穴位

一、眼周围穴位

1. 睛明 Jīng míng

晴明内眦上一分，阴跷阳跷胃小膀，
近视目眩夜盲泪，心速坐神腰扭伤。
合谷四（白）临（泣）眼红肿。臂臑眼红流泪囊。
球后太冲风池青（光眼）。太阳鱼尾治眼病。
（白）内障太阳和球后，少泽合谷和翳明。
睛明二跷胃小膀，眼病视神青胬障。

注

睛明穴是手太阳小肠经、足太阳膀胱经和足阳明胃经、阴跷脉、阳跷脉的交会穴。在目内眦上方1分处取穴。直刺0.5～1寸。注意睛明穴针刺的操作手法：嘱患者闭目，医生左手轻推眼球向外侧固定，右手缓慢进针，紧靠眶缘直刺0.5～1寸，禁止提插和捻转。

睛明是治近视眼的有效穴。能通络祛风，泻热明目。

主治：

一切目疾，目赤肿痛。目内眦痒痛，目眩，夜盲，色盲，结膜炎，近视，迎风流泪，多种瞳神疾病，视神经萎缩，视神经炎，青光眼，角膜胬肉，白内障。头痛，腰痛，心动过速，坐骨神经痛，腰扭伤。

睛明穴治眼红肿痛配合谷，四白，临泣。睛明穴配臂臑治眼球红肿，疼痛流泪。睛明穴配球后，太冲，风池治青光眼。睛明穴配太阳，鱼尾治眼病。睛明穴治白内障配太阳，球后，少泽，合谷和翳明。

2. 攒竹 Cuán zhú（Zǎnzhú）

攒竹眉内眶上切，向下向外零三、五，
呃逆泪蒙睑瞤垂，目赤目㖞头痛苦。
攒竹呃㖞睑瞤泪，目赤眉棱头痛胀。

注

攒竹穴在眉毛内端，正当眶上切迹处取穴。向下或向外横刺0.3~0.5寸。禁灸。

能通络散结，清热明目。主治：呃逆，目赤肿痛，流泪，目眩，面瘫，口眼㖞斜，视物朦胧不明或失明，眼睑瞤动，眉棱骨痛，头痛头胀，三叉神经痛，眼结膜炎，癔症。

3. 眉冲 Méi chōng

眉冲神庭曲差间，鼻塞头痛眩晕癫。
眉冲鼻塞头痛癫。

注

眉冲穴在眉头直上入发际5分，正当督脉神庭穴和曲差穴之间取穴。向上横刺0.3~0.5寸。禁灸。

能宁神镇静，清热散风。主治：鼻塞，头痛，眩晕，癫痫，目赤肿痛，绿风内障。

4. 承泣 Chéng qì

承泣胃任阳跷交，眼眶下缘之间中。
夜盲流泪目赤肿，面瘫痉挛睑瞤动。
目昏肝俞瞳子髎，青光眼曲风太冲。
承泣胃任阳跷交，眼头面瘫睑瞤跳。

注

承泣是足阳明经和阳跷、任脉三经的交会穴。在瞳孔直下眼球与眶下缘之间取穴。向上轻推眼球向上固定，缓慢直刺0.5~1.5寸。

能明目止泪，清热散风。主治：流泪、夜盲、近视，目赤肿痛，迎风流泪，眼睑瞤动，口眼㖞斜，面肌痉挛。目昏暗配肝俞，瞳子髎。青光眼曲风太冲，即：青光眼配睛明，曲池，风池，太冲穴。

5. 瞳子髎 Tóng zǐ liáo

瞳子髎胆三小交，外眦五分眶外凹，
青盲目翳肿头痛，视神萎缩㖞斜疗。
瞳子髎胆三小交，眼病头面瘫痪疗。

注

瞳子髎穴是足少阳胆经和手少阳三焦经、手太阳小肠经的交会穴。在目外眦旁0.5寸，眼眶骨外缘的凹陷中取穴。直刺0.3~0.5寸。

能明目退翳，平肝息风。是治眼疾的特效穴。主治：头痛，青盲，目翳，目赤肿痛，羞明流泪，内障，斜视，近视，视神经萎缩，口眼㖞斜。

6. 四白 Sì bái

四白眶下孔陷中，直斜点三零点五，
头痛眩晕目赤痒，眼睑瞤动歪斜助。
四白青光睑跳痒，头晕目眩面瘫疗。

注

四白穴在眶下孔的凹陷中，目正视，瞳孔直下，正当眶下孔凹陷处取穴。直刺或斜刺0.3～0.5寸，不可深刺，否则刺入眶下孔内易伤眼球。

能通经活络，明目祛风。主治：头痛眩晕，青光眼，目赤痛痒，眼睑瞤动，口眼㖞斜，面肌痉挛，面瘫、三叉神经痛。

7. 丝竹空 Sī zhú kōng

丝竹空在眉梢凹，癫痫眼病头牙了。
丝竹空治眼睛牙，偏头风痛与癫痫。

注

丝竹穴在眉梢凹陷中取穴。横刺0.5～1寸，或三棱针点刺出血。不灸。

能祛风镇惊，清头明目。丝竹空是治眼疾的特效穴。主治：癫痫，头痛，牙痛，眼病（针眼，目眩，目赤痛，上胞下垂，胞轮振跳，聚星障，火疳，眼睑瞤动，风牵斜视，视神经萎缩）。

8. 阳白 Yáng bái

阳白阳维胆交及，瞳孔直上眉上一，
头痛雀盲眼病瘫，视神三叉神经治。
阳白阳维胆交会，瘫痪头痛雀盲眼。

注

阳白穴是足少阳和阳维脉的交会穴。当目正视时，瞳孔直上正当眉上1寸处取穴。横刺0.5～0.8寸。

能祛风泻热，清头明目。主治：前头痛，目眩，雀目，目痛，黑睛翳障，青风内障，视物无力，风牵偏视，外眦痛，眼睑瞤动，视物模糊，视神经萎缩，青光眼，近视，口眼㖞斜，三叉神经痛。

9. 头临泣 Tóu lín qì

头临泣胆膀阳维，瞳孔上入发五分，
头痛泪眩鼻塞渊，中风癫痫小儿惊。
头临泣胆膀阳维，泪眩头癫鼻塞渊。

注

头临泣穴是足少阳、足太阳和阳维脉的交会穴。头临泣穴在阳白穴上五分处，即头临泣穴在阳白穴即瞳孔直上，入前发际5分，目正视，正当督脉神庭穴和胃经头维穴连线的中点处取穴。平刺0.3～0.5寸。

能安神定志，聪耳明目。主治：鼻塞，鼻渊，头痛，流泪，目眩，目翳，黑睛翳障，圆翳内障，视瞻昏渺，中风，癫痫，小儿惊痫。

10. 日窗 Mù chuāng

目窗胆经阳维交，头临泣后一寸找，
平刺点三点五寸，脸肿头目惊痫疗。
目窗胆经阳维交，脸肿头目鼻惊痫。

注

目窗穴是足少阳经和阳维脉交会穴。在头临泣穴和风池穴的连线上，正当头临泣穴后1寸处取穴。平刺0.3~0.5寸。

能祛风定惊，明目开窍。主治：目眩，目赤肿痛，风热眼，黑睛翳障，青盲，小儿惊痫，脸浮肿，头痛，鼻塞。

二、胸和四肢的穴位

1. 太渊 Tai yuan

太渊肺输原八会，无脉心胸喉咳喘。
睑弦赤烂眼红肿，天行赤眼风热眼。

注

太渊穴是手太阴经“输”穴，肺经“原”穴。脉会太渊，全身脉会于此，八会穴之一。太渊穴在桡动脉的桡侧凹陷中，掌后腕横纹的桡侧端取穴。直刺0.3~0.5寸。

能通调血脉，止咳祛痰。主治：咽喉痛，缺盆痛，胸心痛，咳血，气喘，咳嗽，腕臂痛，无脉症，睑弦赤烂，眼红肿，天行赤眼，风热眼病。

2. 合谷 Hé gǔ

合谷止痛头五官，热疟下胎癫瘫暑。

注

合谷是大肠经所过为“原”。能疏通阳明经经气，活血通络止痛。合谷穴在虎口岐骨的凹陷中取穴。直刺0.5~0.8寸。病证需要时，可从合谷透刺劳宫穴或后溪穴。能通经活络，清热解表，镇静止痛。

主治：各种痛证以镇痛为主。治头面炎症取合谷穴：“面口合谷收”即可治齿、目、头、鼻、耳疾，中风口眼喎斜。牙关紧闭，小儿惊风，痄腮，肠病（便秘，痢疾，泄泻、阑尾炎），热邪（热病无汗，多汗），疟疾，滞产，神经炎。

孕妇不宜针灸合谷穴，补合谷穴即堕胎，泻三阴交即堕胎。

3. 曲池 Qū chí

曲池喉牙眼手癫，热痒吐泻高压瘫。

注

曲池是手阳阴经所入为“合”。屈肘成直角，正当肘横纹外端和肱骨外上髁连线的中点取穴。直刺1~1.5寸。

能疏风清热，开窍止痛。主治：咽喉肿痛，手臂肿痛，牙齿痛，目赤痛，瘰疬，癣癞，瘾疹，高血压，癫狂，上肢不遂，热病，吐泻腹痛。

4. 臂臑 Bì nào

臂臑曲池上七寸，零点八一点五中，

目疾瘰疬肩臂痛，颈项拘挛强急重。

注

臂臑在曲池上7寸，正当三角肌下端取穴。直刺或向上斜刺0.8~1.5寸。

能疏经通络，清热明目。主治：目疾，瘰疬，肩臂痛，颈项拘挛、强急。

5. 巨髎 Jù liáo

巨髎胃阳跷鼻下，零点三零五直斜，
鼻衄齿痛唇颊肿，瞤动眼睑口眼斜。
巨髎胃阳跷青光，喎斜鼻衄牙唇肿。

注

巨髎是足阳明经和阳跷脉的交会穴。目正视，瞳孔直下，平鼻翼下缘处取穴。直刺或斜刺0.3~0.5寸。

能明目退翳，清热息风。主治：口眼喎斜，齿痛颊肿，面肌痉挛、青光眼、三叉神经痛。

6. 头维 Tóu wéi

头维胃胆阳维交，横刺零点五一寸，
头中线旁四点五，流泪睑瞤头目疼。
头维胃胆阳维交，睑瞤流泪目头痛。
流泪临泣池睛明。

注

头维穴是足阳明胃、足少阳胆经和阳维脉的交会穴。在额角发际直上5分，督脉神庭穴旁开4.5寸取穴，向下或向后横刺0.5~1寸。禁灸。

能祛风活血，通络止痛。安神止痛，明目除烦。主治：流泪，眼睑瞤动（配攒竹），头风，头痛（偏头痛配列缺），目痛，视力减弱，目眩。头维主刺头风疼，目痛如脱泪不明，禁灸随皮三分刺，兼刺攒竹功效增。见《医宗金鉴》。

迎风流泪取头维配临泣，风池（池指头部的风池），睛明穴。

7. 足三里 Zú sān lǐ

足三里合胃下合，噎膈鼓胀水肿喘，
耳牙痿痹寒癫疮，心神血压虚劳健。
黑睛翳障上胞垂，青盲疳积视昏瞻。

注

足三里穴在犊鼻下3寸，即膝眼下3寸，正当胫骨前嵴外侧一横指处取穴，是足阳明经的“合”穴；胃经的下合穴。直刺1~1.5寸。

足三里穴能健脾胃，益气血。能疏理肠胃气机，引气下行，导湿下行，通降胃气。灸能健脾益胃，和胃止痛，消痞满而止胃痛。能通经活络，健脾和胃，疏风祛湿。

主治：

胃痛，腹胀肠鸣，噎膈，呕吐，泄泻痢疾，便秘，上牙痛，耳鸣耳聋，头晕，心悸，癫狂，腰腿酸痛，虚劳羸瘦，疳积，水肿鼓胀，黑睛翳障，上胞下垂，青盲，疳积上目，视瞻昏渺。

配合谷，内关治胰腺炎。消化力差配天枢，关元。胃病配中脘，脾俞，胃俞，三阴交。昏迷配百会，内关，人中，太冲（注意病证和此诀穴位的缩略取字）。低热配用曲池，合谷。

呕吐配中脘，间使。幽门痉挛配内关，中脘。

足三里是常用的保健穴，治虚劳，还治体虚易感冒。足三里穴灸刺可治病防病，强身保健，是人体的强壮穴，可提高免疫力。

8. 神门 Shén mén

神门心输原心神，尺侧屈腱的桡陷，
心胸烦呆掌心热，高压忘眠悸忡癫。
结代内关心阳陵（泉）。配伍阴郄治癫痫，
通里百会和大陵，脑电波可规则变。
神门掌热胸痛烦，高压忘眠呆悸癫，
视力疲劳眼发痒，绿风青风内障患。

注

神门穴是手少阴心经的“输”穴，心经的“原”穴。神门穴能调心宁心安神，除烦定悸。

在腕横纹尺侧端，正当尺侧腕屈肌腱的桡侧凹陷中取穴。直刺0.3~0.5寸。

能通经活络，安神养心。主治：心与神志病，高血压，痴呆，健忘，失眠，心悸怔忡，癫狂痫证，胁痛，掌中热。视力疲劳，眼发痒，绿风内障，青风内障。

9. 后溪 Hòu xī

后溪小输督八交，五掌关后尺握拳，
疟疾头腰耳眼喉，手指肘臂精分癫。
黄疸后溪配劳宫。三间大椎抖震颤。
后溪小输督八交，疟头颈腰耳眼喉。
后溪申脉面颊颈，肩部耳后目内眦。

注

后溪穴是手太阳经所注为“输”；八脉交会穴之一，通督脉。在第五掌关节后尺侧，横纹头赤白肉际处，握拳取穴。直刺0.5~1寸。

后溪穴能疏通调理头颈脊部经络气血，舒筋通络止痛。能宣发太阳经气，是除疟疾效穴。

能疏经活血，清心安神。主治：颈痛，头项强痛，腰背痛，坐骨神经痛，耳聋，目赤，睑弦赤烂，流泪，咽喉肿痛，癫狂痫，精神分裂症，疟疾，手指痛，肘臂痛。治黄疸取后溪配劳宫。治震颤发抖取后溪、三间、大椎。

10. 天柱 Tiān zhù

天柱斜方肌外凹，直斜点五零点八，
不能内上方深刺，癫热头鼻痛又麻。
天柱醒脑散热癫，头颈背鼻落枕眼。

注

天柱穴在后发际正中直上0.5寸，旁开1.3寸，正当斜方肌外缘凹陷中取穴，直刺或斜刺0.5~0.8寸，不可向内上方深刺，恐伤延髓。天柱是治颈椎病的有效穴，治颈软无力，颈肌跳颤。

能强筋骨，清头目，醒脑散热。主治：癫狂痫，热病心烦，头痛，鼻塞，项强，落枕，项痛，肩背痛，麻木，聋哑，目痛，流泪，瞳神紧小。

11. 心俞 Xīn shū

心俞心神心痛悸，目癫咳血喘梦遗。

注

心俞穴在第五胸椎棘突下，督脉神道穴旁开1.5寸取穴。斜刺0.5~0.8寸。

能通络理气，宽胸，养心安神。主治：健忘，失眠，心痛，胸背痛，惊悸，癫痫，哮喘，咳嗽，咳血，梦遗，神经衰弱，心律失常，流泪，目赤痛。

12. 肝俞 Gān shū

肝俞胸九下旁一五，黄疸吐血癫背目。

注

肝俞穴在第九胸椎棘突下，旁开1.5寸取穴。斜刺0.5 ~0.8寸。肝俞穴能疏肝补肝，养益精血。能清肝明目，疏肝理气利胆。

主治：

黄疸、吐血、脊背疼，积聚，胁痛，目病（目赤、目眩、雀目、瞳神紧小、绿风内障、青风内障、视瞻昏渺、夜盲、青盲、流泪症、白睛或黑睛干涩），癫狂痫。肝俞穴配命门治两目昏暗不视，有望复明。

13. 脾俞 Pí shū

脾俞十一胸棘下，便血疸胀呕泻肿。
消化配伍膀胱俞，癥瘕消瘦湿热松。

注

脾俞穴在第十一胸椎棘突下，旁开1.5寸取穴。斜刺0.5~0.8寸。

能健脾利湿，养胃升清，强健肠胃。主治：便血，黄疸，腹胀，呕吐，泄泻，痢疾，完谷不化，水肿，背痛，癥瘕积聚，消瘦，夜盲，青盲。

大杼风门肺厥阴俞，心膈肝胆胃俞都要斜刺。

14. 肾俞 Shèn shū

肾俞腰二旁一五，耳目头晕腰酸痛，
阳痿遗精不育症，经带不孕和水肿。

注

肾俞穴在第二腰椎棘突下，旁开1.5寸取穴。直刺0.5~1寸。

肾俞穴能强肾护肾，补肾精、强腰健骨，坚固脊柱，养益精血，培元固本，纳气平喘。能强腰利水，益肾助阳。

主治：

月经不调，腰痛，耳鸣，耳聋，白带，水肿，阳痿，小便不利，遗尿，遗精，肾不纳气之肾虚气喘。治眼功效与肝俞大同。

15. 关元俞 Guān yuán shū

关元俞五腰棘下，胀泻腰痛尿频家。
关元生殖腰泻尿，女子调经男充精。

注

关元俞穴在第五腰椎棘突下，旁开1.5寸取穴。直刺0.8~1.2寸。

关元是元气所存之处，能温补下元而使真元得充，恢复肾作强之功，女子调经，男子充精。因此善治生殖泄泻疾病。关元能鼓舞膀胱气化，治遗尿，遗精，阳痿。能滋阴补阳，培补元气，调理下焦。

主治：腹胀泄泻，腰痛，尿频，遗尿，小便不利，尿路感染，尿潴留，肠炎，盆腔炎，糖尿病，视瞻昏渺，疳积上目，夜盲。

16. 光明 Guāng míng

光明腓骨前缘肪，膝痛痿痹眼乳胀。
乳痈回乳足临泣，地五会治眼痛痒。
光明乳房痿痹眼。

注

光明穴是足少阳经的“络”穴。在外踝高点上方5寸，正当腓骨前缘处取穴。直刺1~1.5寸。

光明穴能养肝明目。能明目通络，消肿止痛。主治：膝痛，下肢痿痹，眼痛，夜盲，近视，失明，乳房胀痛，偏头痛，乳房肿痛。

回乳取光明配足临泣。眼痛眼痒取光明配地五会。

三、治疗眼部疾病的经外奇穴

1. 四神聪 Sìshén cōng

百会围寸四神聪，头目晕眠癫狂风。

注

四神聪是4个穴位，在百会穴周围（前后左右）1寸处取穴。横刺0.5~0.8寸。可灸。能通经活络，宁心安神。主治：头痛，眩晕，失眠，健忘，目痛，上胞下垂，中风，癫痫，（注意：口诀中缩略语含义）。四神聪配太溪、悬钟、本神可补益脑髓，脑充髓足神安。

2. 印堂 Yìn táng

印堂提插产后晕，头鼻忘眠呆痫惊。

注

印堂穴在两眉连线内侧的中点的凹陷中取穴。横刺0.3~0.5寸。或三棱针点刺出血。用提捏进针法。可灸。印堂能明目醒脑开窍，安神定志。能通鼻开窍，清脑明目。主治：痴呆，痫证，子痫，健忘，失眠，产后血晕，眩晕，头痛，鼻渊，鼻衄，小儿惊风，目赤肿痛，白睛红赤，黑睛星翳，三叉神经痛。

印堂加神门、四神聪、安眠穴可安神除烦，治失眠。印堂配头维治头痛。

3. 鱼腰 Yú yāo

鱼腰睑垂睑瞤动，眉棱骨痛目红肿。

注

鱼腰穴在眉毛的中央取穴。横刺0.3~0.5寸。能清热消肿，明目祛翳。主治：眼睑下垂，眼睑瞤动，眉棱骨痛，目红赤肿痛。

4. 球后 Qiú hòu

球后眶下缘外取，青盲夜盲近视需。

注

球后穴在眶下缘外1/4与3/4交界处取穴。将眼球向上固定，针沿着眶下缓慢刺入0.5~1.5寸。禁止提插。出针后压迫针孔1~2分钟，以防出血。

能明目祛翳，通经活络。球后穴是治眼疾要穴。主治：青盲，夜盲，近视，斜视等。

5. 太阳 Tài yáng

太阳眉梢外眦中，面瘫外感头牙目，
合谷攒竹配印堂。太阳翳风牙痛著。
太阳面瘫头牙目。

注

太阳穴在眉梢和目外眦之间向后约1寸的凹陷中取穴。直刺0.5~0.8寸。或三棱针点刺出血。

能通经活络，祛风镇静。主治：面瘫，头痛，牙痛，目赤肿痛。外感头痛取太阳穴配合谷，攒竹。眼睑炎取太阳配攒竹放血。牙痛取太阳穴配翳风穴。太阳配风池可清利头目，治头痛，头昏。

6. 内睛明 Nèi jīng míng

内睛明睛明外下，目内眦的泪阜上，
视神经萎视网血，结膜视力模糊状。

注

内睛明穴位于睛明穴的外下方，正当目内眦的泪阜上。沿眶内侧壁直刺0.5~1寸，禁捻转，勿伤眼球。

主治：视神经萎缩或发炎，视网膜出血，结膜炎，视力模糊。

7. 上睛明、下睛明　Shàng jīng míng’Xià jīng míng

睛明上下二分锥，近夜结膜散光泪。

注

上睛明穴在睛明穴上方二分取穴，下睛明穴在睛明穴下方二分取穴。以左手食指将眼球稍向外侧固定，沿眼眶内缘缓慢刺入0.5~1寸。不提插，不捻转。

主治：近视，夜盲，结膜炎，散光，泪囊炎。

8. 上明 Shàng míng

上明眉弓中点下，目疾直刺不提插。

注

上明穴在眉弓中点，眶上缘的下方取穴。轻压眼球向下，向眶缘缓缓直刺0.5~1.5寸。不准提插。主治：目疾。

9. 翳明 Yì míng

翳明直刺零五一，失眠耳鸣眼睛疾。

注

翳明穴在翳风后1寸，正当乳突下缘取穴。直刺0.5~1寸。可灸。

能明目祛翳，宁心安神。主治：失眠，目疾，耳鸣。翳明和鱼腰是治眼病常用的有效奇穴。

10. 耳尖 ěr jiān

耳尖耳上最高点，热头目肿翳结炎。

注

直刺0.1~0.2寸，或点刺出血。

能清热解表，通经活络。主治：高烧发热，头痛，目赤肿痛，翳障，眼结膜炎。解小儿高烧针耳尖穴。

各　论

第七章　胞睑疾病

第一节　针　　眼

针眼麦粒风热犯，肿痒发热银翘散。
热毒壅盛痛热渴，仙方活命饮加减，
脾虚夹邪托里消，四君参苓白术散。

注

针眼是胞睑生小疖肿，形似麦粒，易溃脓。类似于西医学的睑腺炎，又叫麦粒肿。

1. 针眼属风热外袭所致风热客睑者则见红肿痒痛，发热头痛，苔薄白，脉浮数，当疏风清热，消肿散结，用银翘散。

2. 针眼属热毒壅盛者则见红肿，灼热疼痛，口渴脉数，当清热解毒，消肿止痛，用仙方活命饮加减。

3. 针眼属脾胃虚夹邪则倦乏，舌淡，纳呆便溏，当健脾益气，散结消滞，用托里消毒散；脾胃虚弱用四君子汤，或参苓白术散。

注意不要挤压排脓，以免脓毒扩散成重症。

西药可涂抗生素眼膏，可内服磺胺类或抗菌类药物。

睫毛毛囊或附属的皮脂腺感染叫外麦粒肿。睑板缘感染叫内麦粒肿。主要由金黄色葡萄球菌感染所致。

第二节　胞生痰核

胞生痰核霰粒肿，核状硬结无红痛。
痰湿化坚二陈丸，痰热清胃汤可用。

注

胞生痰核是指胞睑内生核状硬结，不红不痛，皮色如常的眼病（又名疣病、胞睑肿核），相当于西医学的睑板腺囊肿，又叫霰粒肿，是睑板腺特发性无菌性肉芽肿性炎症。其肿核小者，可不治。

内治宜清热化痰散结。

1. 胞生痰核属痰湿阻结者用化坚二陈汤（陈皮 半夏 茯苓 甘草 白僵蚕 黄连 荷叶）。

2. 胞生痰核属痰热阻结者用清胃汤加减。

西医作霰粒肿切开刮除术。

第三节　风赤疮痍

风赤疮痍红赤烂，眼睑湿疹皮肤炎。
脾经风热清脾饮，风火普济饮加减，
风热湿毒壅盛证，除湿汤用疗效赞。
肝脾毒热龙胆泻，赤痒头痛水疱烂。

注

风赤疮痍是指皮肤红赤起疱，甚至局部溃烂的胞睑疾病，可致黑睛生翳，以春秋季节，成年人多发。与西医学的过敏性睑皮炎、眼睑湿疹、病毒性眼睑皮肤炎相似。常见单纯疱疹病毒性睑皮炎和带状疱疹病毒性睑皮炎。

1. 风赤疮痍属脾经风热者睑皮红赤痒痛，灼热起疱，恶寒发热，苔黄，脉浮数，当除风清脾，用除风清脾饮化裁。

2. 风赤疮痍属风火上攻者胞睑红赤如珠，焮热剧痛难忍，水疱簇生溃烂，发热寒战，苔黄，脉数有力，当清热解毒，疏风驱邪，用普济消毒饮加减。

3. 风赤疮痍属风热湿毒壅盛证者则胞睑红赤疼痛，水疱簇生，极痒，或破溃糜烂流滋水，胸闷纳呆，口中黏腻，饮不解渴，舌红苔腻脉数，当祛风除湿，泻火解毒，用除湿汤加减。

4. 风赤疮痍属肝脾毒热证则胞睑红赤痒痛，水疱和脓胞簇生，患眼碜涩作痛，畏光流泪，抱轮红赤或白睛混赤，黑睛星翳或生翳溃烂，头痛发热，口苦，舌红苔黄脉弦数，当清热解毒，散邪退翳，用龙胆泻肝汤加减。

第四节　睑弦赤烂

睑弦赤烂睑缘炎，风热偏重银翘散。
湿热偏重除湿汤：荆防木通翘车前，
滑苓陈草枳芩连。心火连解导赤散。

注

睑弦赤烂即红赤溃烂，刺痒或痛，顽固难愈之证。类似于西医学的睑缘炎，包括鳞屑性睑缘炎、溃疡性睑缘炎和眦部睑缘炎。

1. 睑弦赤烂属风热偏重型则睑弦赤痒，灼热疼痛，睫毛根部有糠皮样鳞屑，舌红苔薄脉浮数，当祛风止痒，清热凉血，用银翘散。

2. 睑弦赤烂属湿热偏重则痛痒并作，睑弦红赤溃烂，出脓出血，秽浊结痂，眵泪胶黏，睫毛稀疏或秃睫，舌红苔黄脉濡数，当清热除湿，祛风止痒，用除湿汤（荆芥 防风 木通 连翘 车前子 滑石 茯苓 陈皮 甘草 枳壳 黄芩 黄连）。

3. 睑弦赤烂属心火上炎型则眦部睑弦红赤，灼热刺痒，或睑弦赤烂，流脓流血，当清心泻火用黄连解毒汤合导赤散加减。

第五节　上胞下垂

上胞下垂上睑垂。风痰阻络正容配。

脾虚失运中气弱，补中益气疗效威。

注

上胞下垂指上睑不能向上提睁，掩盖部分或全部视力而影响视物。严重者叫睑废。相当于西医学的上睑下垂。

上胞下垂常为提上睑肌或支配上睑肌的动眼神经分支病变，重症肌无力，先天异常，机械性开睑障碍所致。

1. 上胞下垂属风痰阻络证则突发上胞下垂，眼球转动不灵，目偏视，视一为二，头晕恶心，泛吐痰涎，苔厚腻，脉弦滑，当祛风化痰，疏经通络，用正容汤（羌活 白附子 防风 秦艽 胆南星 半夏 僵蚕 木瓜 甘草 茯苓 生姜）加减。

2. 上胞下垂属脾虚失运、中气不足者则上胞提举无力，休息后减轻、劳累后加重，眼珠转动不灵，视一为二，神疲乏力，纳呆吞难，当补中健脾，升阳益气，用补中益气汤化裁。

第六节 胞轮振跳

胞轮振跳肌抽搐，心脾两虚用归脾。
血虚生风面无华，当归活血饮可治。

注

胞轮振跳指不能自主的胞睑搐惕瞤动。相当于西医学的眼肌及眼轮匝肌抽搐所致的症状。

1. 胞轮振跳属心脾两虚者，则胞睑跳动，怔忡健忘，心烦少寐或失眠，食少体倦，当补益心脾，用归脾汤化裁。

2. 胞轮振跳属血虚生风者，则胞睑振跳，颜面口角抽动，头晕目眩，面色无华，舌质淡脉弱，当养血息风，用当归活血饮加减。

第七节 椒疮

椒疮上睑内红赤，脉络模糊小粒坚，
或色黄软栗粒状，眼睑内面瘢痕见，
黑睛上方赤膜垂，赤脉末端星翳点。
栗疮下睑内小粒，排列整齐黄色软，
睑红颗粒半透明，没有赤脉不留瘢。
椒疮沙眼有传染，并发倒睫睑内翻，
黑睛星翳赤膜垂，脾肉黏轮干燥眼，
流泪漏睛上胞垂。风热客睑银翘散，
脾热除风清脾饮：知玄荆防翘芩连，
硝黄陈皮生地黄。热瘀归芍红花散：
白芷防风加连翘，大黄栀子芩草煎。
注意治疗并发症，磺胺点眼内服安。

注

椒疮因睑内面颗粒累累，色红而坚，状若花椒而得名。《审视瑶函·椒疮症》谓：“血滞脾家火，胞上起热疮”引起的椒疮是脾火。现代认为是外感风热。《外台秘要·卷第二十一》记为“倒睫眼”。在我国曾广泛流行，是致盲性眼病之一。

椒疮毒邪、脾胃积热所致，有传染性。类似西医学的沙眼，由感染沙眼衣原体引起。

椒疮的诊断：上睑内红赤，脉络模糊，小颗粒状，红赤而坚，或夹有黄色而软的粟粒状颗粒，睑内可见瘢痕；或黑睛上方赤膜下垂，赤脉末端长有星点翳膜。

椒疮并发倒睫，睑弦内翻，黑睛星翳，赤膜下垂，脾肉黏轮，眼珠干燥干涩，流泪漏睛，上胞睑下垂。

中医学将椒疮分为3个证型：

1. 椒疮属风热客睑证用银翘散。

2. 椒疮属脾胃热盛证用除风清脾饮（知母 玄参 荆芥 防风 连翘 黄芩 黄连 芒硝 大黄 陈皮 生地黄）。

3. 椒疮属血热瘀滞证用归芍红花散（当归 白芍 红花 白芷 防风 连翘 大黄 栀子 黄芩 甘草）。

可内服磺胺类药物，也可用磺胺类或广谱抗生素类药物点眼。注意治疗并发症。

第八节 目劄

目劄频频眨眼皮。肺阴清燥救肺治。
脾虚肝旺肥儿丸，清热健脾又消积。

注

目劄俗称“鬼眨眼”，是指胞睑频频眨动，不能自主的病证。中医认为因“肝有风”或“胆经风热”。

1. 目劄属肺阴虚者用清燥救肺汤。

2. 目劄属脾虚肝旺者，当清热健脾消积而愈，用肥儿丸。

第九节 睑内结石

睑内结石可不治，内疏黄连针挑剔。

注

睑内结石与西医学的睑结膜结石相似。一般无症状，可不治。若治，可用针挑剔除去，之后服内疏黄连汤。

1. 粟疮

粟疮滤疱结膜炎，湿邪阻络五皮散，
湿热壅阻甘露消。湿热兼风泪胶黏，
痒痛难开颗粒多，除风清脾饮加减。

注

粟疮因为下胞睑色红，胞睑内面颗粒累累，色黄而软，状如粟粒，排列整齐，颗粒呈半透明，没有赤膜下垂，不留瘢痕，故名粟疮。类似于西医学中的结膜滤疱症或滤疱性结膜炎。

1. 粟疮属湿邪阻络证，用五皮散化裁。

2. 粟疮属湿热壅阻证，用甘露消毒丹化裁。

3. 粟疮属湿热兼风证则眵泪胶黏，痒痛难开，粟疮颗粒多，用除风清脾饮加减。

2. 胞肿如桃

胞肿如桃睑水肿。肝火湿热从上攻，
龙胆泻肝汤加减。热入营血清营攻。

注

胞肿如桃即胞睑高肿难睁，皮色红赤，肿如肥桃内卧。与西医学的眼睑炎性水肿相似。

1. 属肝火湿热上攻者用龙胆泻肝汤加减。
2. 属热入营血者用清营汤。

3. 胞虚如球

胞虚如球软胀肿，眼睑非炎性水肿。
脾肺气虚参苓术，脾肾阳虚肾气功。
心脾两虚归脾汤，倦乏食少悸怔肿。

注

胞虚如球见胞肿虚软胀肿如球，皮色正常。相当于西医学的眼睑非炎性水肿。

1. 胞虚如球属脾肺气虚证，用参苓白术散。
2. 胞虚如球属脾肾阳虚证，用肾气丸化裁。
3. 胞虚如球属心脾两虚者，用归脾汤加减。

第八章 两眦疾病

第一节 流 泪 症

流泪冷热泪溢症，实证当泻补虚证。
气血不足八珍汤，肝肾不足左归饮。
肝血不足外感风，羌防白芷四物振。

注

流泪症是以泪液经常溢出睑弦而外流为临床特征的眼病总称，分为冷泪和热泪（治热泪当平肝、清热、祛风）。本诀是述冷泪的三个证型。冷泪指泪水清冷稀薄，迎风流泪，时溢冷泪。

与西医学的因睑缘位置异常、泪道系统狭窄、阻塞或排泄功能不全所致的“泪溢症”相似。

实证当泻，虚证当补。冷泪多因气血不足或肝肾两虚，以补为主。

1. 流泪属气血不足者则流泪时下，不耐久视，面色无华，神疲乏力，心悸健忘，舌淡脉弱，当益气养血，收摄止泪，用八珍汤。

2. 流泪属肝肾不足者则常流泪，头昏耳鸣，腰膝酸软，当补益肝肾，固摄止泪，用左归饮。

3. 流泪属肝血不足又外感风邪（血虚夹风证）者则流泪隐涩但不红肿，有头晕目眩，面色少华，舌淡苔薄脉细，当补养肝血，祛风散邪，用四物汤加白芷、羌活、防风。

第二节 漏 睛

漏睛慢性泪囊炎，心脾积热脓液缠，
竹车泽苓升芍草，羌柴决栀军芩连。

注

漏睛是大眦头处常有涎水或脓汁自泪窍向外漏出为特征的眼病。此常为椒疮的一种合并症。也可演变成漏睛疮。可单眼或双眼先后发病。漏睛与西医学的慢性泪囊炎相似。

漏睛属心脾积热证见脓液浸渍缠绵，拭之又生，尿黄、苔黄，脓稠而黏，用竹叶泻经汤（竹叶 车前子 泽泻 茯苓 升麻 赤芍 甘草 羌活 柴胡 草决明子 栀子 大黄 黄芩 黄连）化裁。

第三节 漏 睛 疮

漏睛疮急泪囊炎，要同漏睛区别鉴。
热毒炽盛红肿漫，五味消毒连解餐。
正虚邪留托里消，风热上攻银翘散。

注

漏睛疮是在大眦近旁，睛明穴下方突发赤肿高起，继之溃破出脓的病证。它可由漏睛突然演变而发。类似西医学的急性泪囊炎。

1. 属热毒炽盛证者红肿漫延，用黄连解毒汤，或五味消毒饮加减。

2. 属正虚邪留证者不易溃破或溃后难敛，用托里消毒散加减。

3. 漏睛疮属风热上攻证者，用银翘散（羌活 防风 栀子 连翘 薄荷 牛蒡子 黄连 大黄 当归 赤芍 甘草）加减。

西医用磺胺类或抗生素类，冲洗疏通泪道或手术治疗。

附：赤脉传睛

赤脉传睛（眦）结膜炎，两眦渐向白睛犯，
心经虚火补心汤：参芪归草麦冬远，
生地知母桔梗翘，心火泻心导赤散。

注

赤脉传睛指赤脉起自两眦，渐向白睛侵犯的病证。有大眦赤脉传睛与小眦赤脉传睛者。它与西医学的眦结膜炎类似。

1. 赤脉传睛属心经虚火者用补心汤（人参 黄芪 当归 甘草 麦门冬 远志 生地黄 知母 桔梗 连翘）。

2. 赤脉传睛属心经实火者，用泻心汤合导赤散化裁。

第九章　白睛疾病（巩膜）

第一节　风　热　眼

白睛暴风客热证，羞明流泪痒涩疼，
恶热尿赤鼻塞痛，风重于热银翘斟，
风热并重防风通，热重于风泻肺饮。

注

风热眼叫暴风客热，是指外感风热而猝然发病，白睛出现明显的红肿热痛的一种眼病。相当于西医学的卡他性结膜炎，属急性细菌性结膜炎。

1. 风热眼因风重于热则白睛红赤，羞明流泪，目痒涩痛，恶寒发热，尿赤便秘，鼻塞头痛，当疏风清热，用银翘散加减。

2. 风热眼因热重于风则目痛较重，怕热怕光，泪热黏稠，白睛红赤肿痛，尿黄便秘，当清热疏风，用泻肺饮（石膏 黄芩 栀子 连翘 木通 甘草 防风 荆芥 羌活 白芷 赤芍）。

3. 风热眼因风热并重则痛痒交作，恶寒发热，白睛赤肿，灼热怕光，口渴舌红，便秘尿赤，当疏风清热，表里双解，用防风通圣散加减。

第二节　天 行 赤 眼

天行赤眼疠气初，红赤驱风散热饮。
热毒红肿灼热疼，黑睛星翳泻肺饮。

注

天行赤眼又叫“天行赤目、天行赤热或天行气运”，俗称红眼病。类似于西医学的急性传染性结膜炎，属病毒性结膜炎。

症见白睛暴发红赤，眵多黏结，常累及双眼，能迅速传染并引起广泛流行而叫天行赤眼，又叫天行赤热、天行暴赤。

属疠气犯目则初感疠气者白睛红赤，羞明流泪，当疏风清热，用驱风散热饮加减。

属热毒炽盛则患眼红肿灼热，疼痛，弥漫溢血，黑睛星翳，当泻火解毒，用泻肺饮加减。

注意：天行赤眼必须禁忌包眼。

第三节　天行赤眼暴翳

天行赤眼暴翳病，病急传染黑睛翳，
流行结膜角膜炎，疠气犯目泪清稀。
肺肝火盛白睛赤，修肝洗肝散可治。
阴虚邪留脉细数，滋阴退翳黑睛翳。
黑睛星翳不消退，拨云退翳芎蔓荆，

菊蒙薄贼地骨草，归蝉蒺楮连椒粉。

注

天行赤眼暴翳病是因感染疫疠之气致白睛黑睛同时发病，病势急骤，并传染流行故名。类似于西医学的流行性结膜角膜炎，也属病毒性结膜炎。

1. 属疠气犯目则泪眵清稀，鼻塞发热，头痛，黑睛星翳，当疏风清热，退翳明目，用菊花决明散加减。

2. 属肺肝火盛者白睛红赤，黑睛星翳，畏光流泪，当清肝泻肺，用修肝散或洗肝散。

3、属阴虚邪留则黑睛星翳未尽，舌红少津，脉细数，当滋阴退翳，用滋阴退翳汤。

修肝散：防风 羌活 栀子 麻黄 大黄 菊花 甘草 连翘 白芍 当归 薄荷 苍术 木贼（修肝散防羌，麻黄大黄菊花草，栀子白芍加当归，薄荷苍术木贼草）。

洗肝散：当归 连翘 生地黄 木贼 蝉蜕 薄荷草 苏木 刺蒺藜 羌活 防风 菊花 红花 川芎和赤芍（洗肝散归生地黄，木贼蝉壳苏木羌，菊花红花薄荷草，蒺藜川芎赤芍防）。

若白睛红赤消退后，而黑睛星翳不退，且怕光流泪，视物模糊者，用拨云退翳丸化裁（川芎 蔓荆子 菊花 蒙花 木贼 地骨皮 甘草 当归 蝉蜕 白蒺藜 楮实子 黄连 川椒 天花粉）。

第四节 脓漏眼

脓漏眼是急传病，淋菌结膜超急性，
头痛身热赤脉大，羞明泪涌灼热疼，
尿难尿血尿急痛，眵多如脓发展迅，
胞睑白睛高度肿，黑睛生翳溃脓损，
淋病淋病接触史，眼泌物有淋球菌。
疫毒攻目红肿泪，灼热难睁普济饮。
火毒肿溃清瘟败，便秘高热重灼疼。
洗眼滴眼青霉素，过敏广谱抗生素。

注

脓漏眼是急性传染病，类似西医学的淋菌性结膜炎，属超急性细菌性结膜炎，是急性传染性眼病中最剧烈的一种眼病。

表现为头痛身热，白睛赤脉粗大，碜痛羞明，热泪如涌，排尿困难、尿血、尿急、尿痛，眵多如脓，发展迅猛，胞睑和白睛高度红赤臃肿，黑睛生翳，甚或黑睛溃烂、穿孔流脓。

有淋病史或淋病接触史，眼分泌物或结膜刮片可查见淋球菌。

1. 脓漏眼属疫毒攻目证则胞睑合白睛红肿，灼热羞明，疼痛难睁，当清热解毒，用普济消毒饮加减。

2. 脓漏眼属火毒炽盛证则高度浮凸红肿，甚或溃脓穿孔，便秘，高热，眼灼热疼痛，当泻火解毒，用清瘟败毒饮加减。

外治用洗眼药、滴滴眼液。同时全身用青霉素类抗生素治疗，对青霉素过敏或耐药者用其他广谱抗生素。

第五节 时复目痒

时复目痒如虫行，眼痒难忍外障病。

春夏周期反复发，睑内扁粒卵石呈，
白睛污红黄浊色，嗜酸粒胞酸粒症。
风热灼热微微痛，消风散用止痒疼。
湿热夹风除湿汤，风光揉眼痒更甚。
血虚生风四物汤，少华萎黄眼痒轻。
滴滴眼液冷敷眼，氯雷他定针刺拯。

注

时复目痒是指发病时以眼部发痒为主症的眼症，目痒难忍，痒如虫行，白睛红赤的外障眼病，一般在春夏周期性发作，秋冬缓解。包括西医学的春季卡他性结膜炎。

发作时睑内有扁平颗粒，状如铺路卵石样排列，或见黑睛边缘有黄白色胶样隆起结节，白睛呈污红或黄浊色，或两种情况同时存在。

结膜刮片可检出嗜酸性粒细胞或嗜酸性颗粒。

1. 时复目痒属外感风热证者眼痒难忍，眼灼热而微痛，宜祛风止痒，用消风散加减。

2. 属湿热夹风证见奇痒难忍，风吹、日光晒、揉搓则眼痒更甚，宜清热除湿，祛风止痒，用除湿汤加减。

3. 属血虚生风证则眼痒较轻，面色少华或萎黄，治当养血息风，用四物汤加减。

用滴眼液冷敷，口服氯雷他定或针刺治疗。

第六节　金　　疳

金疳疱性结膜炎，白睛灰白小疱见，
赤脉环绕磅涩感，肺燥泻肺汤加减：
地骨芩芍麦防翘，桔梗知母桑皮煎。
肺阴养阴清肺汤，肺脾两虚六君安。

注

金疳是一种从白睛发病而渐侵黑睛的眼病。金疳玉粒生于黑睛边缘，使黑睛边缘有似白膜入侵的病变。白睛表层发生形如玉粒样的灰白色小疱，而小疱周围绕以赤脉的眼病。

类似于西医学的疱性结膜炎。

1. 金疳属肺经燥热证则目涩疼痛，泪热眵结，小疱周围赤脉粗大，或便秘尿赤，宜泻肺散结，用泻肺汤（地骨皮 黄芩 赤芍 麦门冬 防风 连翘 桔梗 知母 桑白皮）加减。

2. 金疳属肺阴不足证者则隐涩微痛，干咳咽干，舌红津少，宜滋阴润肺，用养阴清肺汤。

3. 金疳属肺脾两虚证则白睛小疱周围赤脉轻微，日久难愈，疲乏无力，食欲不振，腹胀痞满，当益气健脾，用六君子汤化裁。

第七节　白　涩　症

白涩症类结膜炎，不红不肿眼涩干，
眨眼怕光视物朦，热恋桑皮汤加减：
桑菊茯苓芩泽草，地骨旋覆桔梗玄。
肺阴养阴清肺汤，肝热丹栀逍遥散。

气阴两虚乏力晕，杞菊地黄生脉散。

注

白涩症是眼部红肿不显著，而只感觉眼内干涩不舒服频频眨眼，怕光，视物昏朦的眼病。

1. 白涩症属热邪留恋者则白睛赤脉迟迟不退，干涩微流泪，舌质红苔薄黄，当清热利肺，用桑白皮汤（桑白皮 菊花 黄芩 茯苓 泽泻 甘草 地骨皮 旋覆花 桔梗 玄参）加减。

2. 白涩症属肺阴不足则干涩不爽，黑睛细点星翳，口干鼻燥，咽干便秘，当滋阴润肺，用养阴清肺汤加减。

3. 白涩症属肝经郁热者则烦躁易怒，失眠多梦，便秘尿赤，目珠干涩刺痛，当清肝解郁，养血明目，用丹栀逍遥散化裁。

4. 白涩症属气阴两虚者则神疲乏力，头晕耳鸣，腰膝酸软，当益气养阴，滋补肝肾，用杞菊地黄丸合生脉散加减。

第八节　胬肉攀睛

胬肉攀睛翼胬肉，区别黄油金凌木。
心肺风热栀蝉菊，蒺蔓贼蒙羌防谷，
荆芥大黄芎芩草。阴火知柏地黄除。

注

胬肉攀睛是指胬肉由眦角横贯白睛，胬肉上有赤膜相伴，或粗或细，攀侵黑睛者而名。类似于西医学的翼状胬肉。应与黄油症和流金凌木相区别。

胬肉攀睛属心肺风热者则眵多，眦痒羞明，胬肉渐长，攀向黑睛，当祛风清热，用栀子胜奇散（栀子 蝉蜕 菊花 白蒺藜 蔓荆子 木贼 蒙花 羌活 防风 谷精草 荆芥 大黄 川芎 黄芩 甘草）。

胬肉攀睛属阴虚火旺者则心中烦热，口舌干燥，当滋阴降火，用知柏地黄丸。

如药物无效且发展较快者，应手术治疗。

第九节　白睛溢血

白睛溢血肺热燔，退赤散草归蒌丹，
花粉赤芍桔梗桑。阴虚火旺烦失眠，
晕鸣颧红口咽干，少苔知柏地黄丸。

注

白睛溢血是指白睛血络破损而血溢络外的眼症。

1. 白睛溢血属肺热所致者则白睛表层血斑鲜红，或咳嗽痰黄稠，便秘尿黄，当清肺凉血散血，用退赤散（甘草 当归尾 瓜蒌仁 牡丹皮 花粉 赤芍 桔梗 桑白皮）加减。

2. 白睛溢血属阴虚火旺证白睛表层出血鲜红，心烦失眠，头晕耳鸣，颧红口咽干涩，舌红少苔，当滋阴降火，用知柏地黄丸加减。

建议在以上两方中，再酌加凉血活血之品。

第十节　火　疳

火疳前部巩膜炎，白睛内隆紫红变，

羞明剧痛范围广，眼动更痛目眶连，
火疳心肺火毒蕴，隆凸结节眼动难，
疼痛拒按大便秘，还阴救苦汤加减：
柴防细藁草归芎，桔翘胆红柏芩连，
膏苍升麻知母餐。风湿热泪骨节酸，
胸闷食少身酸楚，散风除湿活血安：
羌防独归芎芍红，二术忍冬血藤煎。
火疳肺阴虚火炎，养阴清肺汤加减。

注

火疳是指实火上攻白睛，无从宣泄，致白睛里层向外隆起，呈局限性紫红色结节的一种眼病，又名火疡。是一种较严重的眼病，用中药得当，有较显著的疗效。

火疳症状表现为：白睛内里层隆起，范围广泛，呈紫红色赤脉隆起结节，羞明怕光流泪，剧烈疼痛而拒按，痛连目眶，眼睛转动时疼痛加剧。

因火郁血瘀，热蒸所逼白睛傍黑睛边缘处发生紫红色肿胀隆起，反复发作，日久致该处白睛渐遂变为青蓝色，故又称白睛俱青。

其病程较长，易复发，愈后留白睛青蓝、白膜侵睛，反复发作者，往往会侵及黑睛或黄仁（风水二轮）而致失明。故当重视。

此与西医学的前部巩膜炎类似。

1. 火疳属心肺热之火毒蕴结证者则患眼难睁转动，怕光流泪，目痛拒按，白睛结节大而隆凸或联缀成环，周围血脉紫赤怒张，口苦咽干，气粗烦躁，便秘尿赤，舌红苔黄脉数，当泻火解毒，凉血散结，用还阴救苦汤（桔梗 连翘 龙胆草 红花 黄柏 黄芩 黄连 柴胡 防风 细辛 藁本 甘草 当归尾 川芎 石膏 苍术 升麻 知母）加减。

2. 火疳属风湿热邪攻目证者眼痛，怕光流泪，骨节酸痛，胸闷食少，身重酸楚，当祛风化湿，清热散结，用散风除湿活血汤（羌活 防风 独活 当归 川芎 赤芍 红花 白术 苍术 忍冬藤 鸡血藤）。

3. 火疳属久病伤肺阴、虚火上炎证者则眼干涩酸痛，潮热颧红，便秘苔燥，白睛结节不甚隆凸，当养阴清肺兼散结，用养阴清肺汤加减。

第十章　黑睛疾病（风轮、属肝）

第一节　聚　星　障

聚星障似角膜炎，怕光涩泪睁眼难，
红赤点状树枝状，黑睛浑浊如圆盘，
感冒劳累后发病，风热客目银翘散。
肝火亢盛龙胆泻，头痛胁痛口苦干。
湿热蕴蒸三仁汤。阴虚夹风地黄丸：
二地枳壳牛膝归，防风羌活杏仁餐。

注

聚星障是黑睛骤生多个细小星翳，其形状可联缀，或团聚，伴有沙涩疼痛，羞明流泪，胞睑难睁，抱轮红赤，黑睛可见点状或树枝状或地图状浑浊，或黑睛深层浑浊而状如圆盘。病变区视力减退，多在感冒或劳累后发生的眼病。

可单眼发病，也可双眼同时或先后发病，多在热病后、慢性疾病或月经失调引起阴阳失调之后而发此病，由此可进一步发展为花翳白陷、凝脂翳等重症。此与西医学的病毒性角膜炎相类似。

1. 聚星障属风热客目所致者用银翘散，属风寒犯目者，当疏风清热明目退翳，用荆防败毒散。

2. 聚星障属肝火炽盛者则眼症兼头痛胁痛，口苦咽干，当清肝泻火，退翳明目，用龙胆泻肝汤加减

3. 聚星障属湿热犯目者则眼症兼头重胸闷，纳呆口黏，腹满便溏，当清热除湿，退翳明目，用三仁汤。

4. 聚星障属阴虚夹风者则干涩羞明较轻，抱轮微红，久不愈，口干烟燥，舌红少津，当滋阴祛风，退翳明目，用加减地黄丸（生地黄 熟地黄 枳壳 牛膝 当归尾 防风 羌活 杏仁）药物无效者应手术。

第二节　凝　脂　翳

凝脂翳脓黄液冲，黑睛生翳米粒般，
浮嫩边模溃凝脂，外伤漏睛绿脓杆。
风热壅盛视力减，生翳覆脂头目疼，
柴连草银芩千里，防风栀胆芍蔓荆。
里热难睁高热痛，窟陷深阔神水浑，
凝脂黄缘便秘渴，热泪四顺清凉饮：

生地赤芍柴胡胆，归芎羌防大黄桑，

木贼枳壳芩车前。里热眼珠灌脓方：
芩枯枳实膏银竹，栀子花粉蒌硝黄。
气阴两虚便溏软，口燥咽干疲乏倦，
阴虚滋阴退翳汤，或用海藏地芳散。
正虚邪留托里方。红肿乳没公犀丹。
二便闭塞加硝黄，大便不通最危险。

注

凝脂翳是黑睛生翳，状如凝脂，多伴有黄液上冲的急重眼病。症见黑睛生翳如米粒般，表面浮嫩，边缘模糊不清，继则扩大溃陷，上覆凝脂伴黄液上冲。若眵泪、凝脂及黄液上冲呈黄绿色者，疑为绿脓杆菌感染。

凝脂翳常有黑睛外伤史，或同时伴有漏睛病史。此病如不及时治疗，易速毁黑睛，甚至黑睛溃破，黄仁绽出，变生蟹睛恶候，愈后视力严重受损，甚者失明。医者应特别重视之。

此病与西医学的化脓性角膜炎类似。

1. 凝脂翳属风热壅盛者则视力减退，黑睛生翳如星，边缘不清，上覆薄脂，头目疼痛，当疏风清热，退翳明目，用新制柴连汤加减（柴胡、黄连、甘草、银花、黄芩、防风、千里光、栀子、龙胆草、赤芍、荆芥、蔓荆子）。

2. 凝脂翳属里热炽盛者，则头痛，目剧痛难睁，高热，热泪如汤，眵多黏稠，抱轮红肿，黑睛生翳，窟陷深阔，神水浑浊，凝脂黄色或黄绿色，舌苔厚腻，便秘尿赤，口渴，当泻火解毒，退翳明目，用四顺清凉饮（生地黄 赤芍子 柴胡 龙胆草 当归 川芎 防风 羌活 大黄 桑白皮 木贼 枳壳 黄芩 车前子）加减；

黄液上冲者用眼珠灌脓方（夏枯草 瓜蒌仁 枳实 芒硝 大黄 石膏 栀子 花粉 黄芩 金银花 竹叶）。

凝脂翳属气阴两虚者则眼干涩，潮热，黑睛溃陷，口燥咽干，倦乏便溏，宜滋阴退翳，用滋阴退翳汤或海藏地黄散。

若二便闭塞者最危险急重，应在方中加入芒硝、大黄。若红肿严重者在方中可加乳香、没药、蒲公英、犀角、丹皮。如热邪严重应在方中加入银花、野菊花、千里光等，以求提高疗效，注意此病须日夜守护，病情变化者应及时处理。应积极用中西医结合治疗。

第三节　湿　　翳

湿翳豆渣粗糙干，稻谷麦芒枝叶般。
湿重于热三仁汤，苔腻便溏胀痞满。
热重于湿甘露消，泪黏便秘黄液显。

注

湿翳是指黑睛生翳，翳形微隆，外观似豆腐渣样，粗糙而干的眼病，眵泪黏稠，多有稻谷、麦芒、树枝、树叶等植物性黑睛外伤史。

1. 湿翳属湿重于热证则患眼畏光流泪，疼痛较轻，白睛红赤或抱轮微红，黑睛之翳初起，表面微隆，形圆而灰白，多有苔厚腻，大便溏，脘腹胀痞满，当化湿清热，用三仁汤加减。

2. 湿翳属热重于湿证则患眼磣涩不适，疼痛畏光，眵泪黏稠，白睛混赤，黑睛生翳，表面隆起，状如豆腐渣，粗糙而干，便秘，或黄液上冲，治当清热祛湿，用甘露消毒丹加减。

第四节　花翳白陷

花翳白陷似花瓣，善变速长中间陷，
类似角膜溃疡病。怕光流泪剧痛见，
视物模糊眼红赤，肺肝风热修肝散。
热盛腑实热泪黏：银花复明莘芩连，
蒲桑粉蔓通草指，知母生地和龙胆，
减桔用归芩硝黄，胆草知母羌车玄。
阳虚寒凝归四逆，四肢不温病缠绵。

注

花翳白陷形如花瓣：黑睛生翳，四周高起，中间部低陷，状如花瓣，怕光流泪，患眼剧痛，视物模糊，抱轮红赤，此病善变速长，严重者可影响视力，为眼科急性重病，以实证为多见。类似于西医学的蚕蚀性角膜溃疡或边缘性角膜溃疡病。

1. 花翳白陷属肺肝风热者则因肺肝之热初起而黑睛边际骤生白翳，渐渐扩大高隆，中间低陷，用加味修肝散（麻黄 薄荷 菊花 羌活 防风 木贼 大黄 连翘 黄芩 当归尾 桑螵蛸 白蒺藜 赤芍 栀子 川芎）。

2. 花翳白陷属热盛腑实者则抱轮红赤，星翳扩大，四周高、中间低陷，高热口渴，便秘，当通腑泻热，用银连复明汤（金银花 大黄 青黄连 蒲公英 桑白皮 天花粉 蔓荆子 木通 甘草 枳壳 知母 生地黄 龙胆草）。

3. 花翳白陷属阳虚寒凝证则花翳白陷久不愈，四肢不温，要温阳散寒，用当归四逆汤加减。

第五节　混睛障

混睛角膜基质炎，眼痛流泪视力减，
黑睛肿胀白色混。虚火滋阴降火安。
肝经风热头眼痛，羌活胜风汤加减。
肝胆热毒苔黄苦，银花解毒化裁安。
湿热内蕴甘露消，便溏闷腻浑浊眼。

注

混睛障是指黑睛深层呈现一片灰白翳障，浑浊不清，肿胀，眼痛怕光流泪，视力减弱，黑睛深层圆盘状白色浑浊，漫掩黑睛而使视力障碍的眼病。与西医学的角膜基质炎相类似。

1. 混睛障属虚火上炎者则眼干涩疼痛，黑睛深层浑浊，口干咽燥，舌红少津，当滋阴降火，用滋阴降火汤加减。

2. 混睛障属肝经风热者可有头痛眼痛，畏光流泪，抱轮红赤，黑睛边际骤生白翳，苔薄黄，脉浮数等症，当疏风清热，用羌活胜风汤加减。

3. 混睛障属肝胆热毒者则兼见苔黄口苦等症，当清肝解毒，凉血化瘀，用银花解毒汤加减。

4. 混睛障属湿热内蕴则兼便溏，头重胸闷，白睛浑浊，苔腻，脉濡数，当清热化湿，用甘露消毒丹加减。

第六节 疳积上目

疳积上目角膜软，夜盲干涩星翳烂，
赤肿糜烂穿孔破，维A缺乏角膜软。
疳积上目是外障，视盘蜡黄高风障。
肝脾亏虚参苓术，瘦黄食少脘腹胀。
中焦虚寒附子理。四缝气海肾脾肝。

注

疳积上目系小儿疳积所致，初病时在暗处不能见物，继而眼珠干燥粗糙，黑睛浑浊，夜盲，眼干涩，眼珠转动时白睛向心性皱，黑睛星翳糜烂，红赤肿痛，甚至糜烂穿孔破损，如不及早诊治，易致失明。

疳积上目是外障。高风障见视盘蜡黄，色素沉着，视野逐渐缩窄。

本病类似于西医学的维生素A缺乏引起的角膜软化症。

1. 疳积上目属肝脾虚湿困证者，则夜盲，白睛干涩，频频眨目，白睛、黑睛失光泽，兼面黄肌瘦，脘胀食少，舌淡红，苔薄白，脉细，当健脾消积，养肝明目，用参苓白术散加减。疳积上目属脾虚肝热证者，用肥儿丸加减。

2. 疳积上目属中焦虚寒证者，则夜盲羞明，眼涩疼痛，白睛干燥，抱轮微红，黑睛灰白色浑浊或溃烂，面白无华，四肢不温，便溏食少，完谷不化，舌淡苔薄，脉细弱，当温中散寒，补益脾胃，用附子理中汤加减。

针灸疗法可针刺四缝，灸气海、足三里、脾俞、肾俞、肝俞等。可用猪肝，或羊肝60克剖开，夹苍术末10克，以线扎定，放米汤内煮熟，全吃。

可口服或肌注维生素AD制剂，同时注意补充维生素B。

第七节 宿 翳

宿翳角膜瘢痕见，边缘清楚表面光，
宿翳阴虚津亏伤，可用滋阴退翳汤。

注

宿翳是指黑睛疾病痊愈后遗留下的瘢痕翳障，表面光滑，边缘清楚。新患者浅薄，坚持治疗可减轻，久患陈旧者病情顽固药难起效，宜手术。与西医学的角膜瘢痕类似。

宿翳阴虚津亏，可用滋阴退翳汤。

内治还可用消翳汤（木贼 蒙花 荆芥 当归 白芍 羌活 防风 石决明 生地黄 玄参 麦门冬 黄芩 柴胡 蔓荆子）。血虚者合用四物汤。肾阴虚者合用杞菊地黄丸，或合用开明丸，或合用羊肝丸。也可只用拨云退翳丸。

1. 黄液上冲

黄液上冲前房脓，热毒通脾泻胃攻：
硝黄膏知芩车玄，银蒲犀丹蔚二冬。
四顺清凉羚角饮，眼珠灌脓方可用。
滴眼药用立胜煎，秦皮甘草连柏同。

注

黄液上冲是黑睛与黄仁之间积聚黄色脓液的急重眼病，此病多属凝脂翳、瞳神紧小等病的并发症。本病相当于西医学的前房积脓。

临床可见黑睛内黄仁前出现黄色液体，一般多沉在下方，上界呈水平面，且可随头位改变而移动，其脓液量或多或少，或稀或稠。

本病属热毒炽盛者多见，治当清热泻火解毒，用治黄液上冲的主方即通脾泻胃汤（芒硝 大黄 石膏 知母 黄芩 车前子 玄参 金银花 蒲公英 犀角 牡丹皮 茺蔚子 天门冬 麦门冬）加减。

另外，四顺清凉饮、羚羊角饮子、眼珠灌脓方等亦是本证的常用主方。

外用立胜煎（秦皮 甘草 黄连 黄柏）煎汁滴眼，能获辅助疗效。

《医宗金鉴》口诀：

黄膜一片气轮起，上冲风轮覆盖瞳，赤涩泪眵疼痛极，此因脾胃热风攻。

2. 蟹睛症

蟹睛症是黑睛破，角膜穿孔虹膜脱。
肝胆火炽泻青丸，知柏地黄丸阴火，
蟹睛镇肾决明丸：生地细味知菟山。

注

蟹睛症是因黑睛破溃而使黄仁从溃烂处绽出，状如蟹目而得名。

多发生在凝脂翳、花翳白陷等黑睛病变过程中，因肝胆热毒炽盛、或治不及时而致病变向深层发展，而成黑睛溃破使黄仁绽出；或已有前病的基础上，或因咳嗽、喷响嚏、怒吼号哭、临厕努挣等，促使黑睛破裂而黄仁乘势脱出使然，故是一种十分严重的眼病。

类似于西医学的角膜穿孔，虹膜脱出。

临床上可见因甲状腺功能亢进而眼凸变为蟹睛症者不乏其人。

属肝胆火炽者，当清肝泻火，用泻青丸。

阴虚火旺者，当滋阴降火，用知柏地黄丸，或用镇肾决明丸（石决明、生地、细辛、五味子、知母、菟丝子、山药）化裁。

3. 风轮赤豆

风轮赤豆束状角膜炎，肝经积热洗肝散：
防羌归芎大黄薄，栀子桑胆红花丹。
脾虚挟痰见瘰疬，香贝养荣汤加减。

注

风轮赤豆是因黑睛（风轮）上有颗粒样小疱突起，而此突起常见赤脉牵绊，色状如赤小豆故名。愈后多留瘢痕。与西医学的束状角膜炎类似。

属肝经积热者，当清肝泻热用洗肝散（防风 羌活 当归 川芎 大黄 薄荷 栀子 桑白皮 龙胆草 红花 丹皮）加减。属脾虚挟痰者可见颈侧瘰核成串，当健脾化痰软坚，用香贝养荣汤加减。

4. 赤膜下垂 血翳包睛

赤膜下垂椒疮重，血翳包睛视力蒙，
沙眼角膜血管翳。肺肝风热血热壅，

退红良方栀芩胆，枯决菊桑翘地丹。
心肝热炽口干苦，血瘀破血红花散：
枳翘连栀归芍芷，苏军薄芎升麻胆。

注

赤膜下垂是指赤脉密布似膜掩，渐从白睛上方贯生至黑睛之症（又名垂帘翳）。若病情严重，赤脉从四周漫掩整个黑睛而名血翳包睛（从气轮下垂风轮）。此与西医学的沙眼性角膜血管翳相似。

赤膜下垂属肺肝风热，血热壅滞者，当疏风清热用退红良方（栀子 黄芩 龙胆草 夏枯草 草决明 菊花 桑叶 连翘 生地黄 牡丹皮）加味。

赤膜下垂属心肝热炽，热壅血瘀者，当清热凉血化瘀，用破血红花散（红花、枳壳、连翘、黄连、栀子、当归、白芍、白芷、苏木、大黄、薄荷、川芎、升麻、龙胆草）加减，尿红赤涩者合用导赤散。

《医宗金鉴》口诀：

赤膜下垂复睛瞳，赤膜从气下垂风，此属肝肺热冲眼，泪流痛痒如朱红。

第十一章 瞳神疾病

瞳神水轮肾膀胱，狭义黄仁瞳孔当。
广义黄仁神水膏，晶珠视衣目系框。
虚实虚中兼实辨，急重中西结合当。

注

瞳神属水轮，内应于肾、膀胱，其发病多责于肾、膀胱。狭义的瞳神是黄仁中央能展缩的瞳孔。广义的瞳神指黄仁、神水、神膏、晶珠、视衣及目系等组织。治分虚证、实证和虚中夹实证。

第一节 瞳神紧小、瞳神干缺

瞳神紧小干缺变，慢性虹膜睫状体炎，
抱轮红赤白睛浑，珠痛流泪视力减，
黑睛后壁物沉着，神水浑浊黄仁变。
肝经风热柴连汤，肝火龙胆能泻肝。
风湿挟热脉濡弦，抑阳酒连羌芷蔓，
芩连柏栀生地草，二防二活茺蔚寒。
虚火烦热口咽干，知柏杞菊地黄丸。
睛明攒竹瞳子髎，竹空三里合谷肝。

注

瞳神紧小是指瞳神失去正常的展缩功能，持续缩小，严重者缩小如针孔的眼病。如瞳神失去正圆，边缘参差不齐，黄仁干枯不荣者即为瞳神干缺。瞳神紧小，瞳神干缺类似于西医学的虹膜睫状体炎，而瞳神干缺多相当于慢性虹膜睫状体炎。

1. 瞳神紧小属肝经风热证则发病急骤，症见眼珠疼痛，畏光流泪，视力减弱，抱轮红赤，白睛浑赤，黑睛后壁有粉尘状、小点状或羊脂状物沉着，神水轻度浑浊，黄仁变化（黄仁纹理不清、展缩失灵，瞳神紧小或干缺，瞳神闭锁或膜闭），当祛风清热，用新制柴连汤加减。

2. 瞳神紧小属肝胆火炽证则眉骨、颞颥部位疼痛，阴部溃疡，口苦咽干，当清泻肝胆实火，用龙胆泻肝汤（龙胆能泻肝）加减。

3. 瞳神紧小属风湿挟热证则肝胆经的眉棱骨胀痛，热熏肝胆则抱轮红赤或白睛浑赤，湿性黏滞而病程长、病情缠绵，关节肿胀酸楚而痛，当祛风清热除湿，用抑阳酒连散加减。

4. 瞳神紧小属虚火上炎则目痛时轻时重，眼干不适，视物昏花，或抱轮红赤，神水浑浊不显，黄仁干枯不荣，瞳神干缺，晶珠浑浊，烦热口咽干，当滋阴降火，用知柏地黄丸，或杞菊地黄丸加减。

针灸取穴：睛明 攒竹 瞳子髎，丝竹空 足三里 合谷 肝俞

附：葡萄膜炎

葡萄膜炎内外感，流泪疼痛视力减，

充血房水玻璃浑，水肿视网视神变。
肝经风热柴连汤，肝胆实火用龙胆，
阴虚挟湿甘露饮，湿热抑阳酒连散。
肝肾阴虚杞菊地。激素抗菌、散瞳兼。

注

葡萄膜又叫色素膜，或血管膜，由虹膜、睫状体及脉络膜三部分组成，三者互相联系，互相影响，易发生严重并发症，是常见的致盲性眼病之一，分为前、后、中间、全葡萄膜炎。

根据炎症发生的不同部位，常将葡萄膜炎给以不同的命名，如虹膜炎、睫状体炎、虹膜睫状体炎、脉络膜炎及色素膜炎等，但其原因和治疗是一致的。

葡萄膜炎缘于内源性感染（如结核、梅毒、麻风、淋病、呼吸道感染）和外源性感染（眼球穿孔伤、角膜或巩膜溃疡穿孔等）和继发性感染如角膜炎、巩膜炎、视网膜炎和视神经炎等所致。(但也有原因不明者)。

葡萄膜炎的症状和体征表现为：①流泪、疼痛、羞明、视力减退。②充血：指睫状体充血。③房水浑浊。④玻璃体浑浊。⑤水肿即虹膜水肿。⑥角膜后沉着物。⑦视网膜改变。⑧视神经改变。

葡萄膜炎属肝经风热证者，用新制柴连汤化裁。

属肝胆实火者，用龙胆泻肝汤。属阴虚挟湿者，用甘露饮加减。

属湿热者，用抑阳酒连散加减。

属肝肾阴虚者，用杞菊地黄丸加减。

结合西医用激素类和抗生素类以控制炎症，用散瞳剂以防粘连和痉挛。

另可热敷患眼。

注意：柴连汤见“凝脂翳”。抑阳酒连散见“瞳神紧小”。

第二节 五风内障（绿风内障、青风内障）

一、绿风内障

绿青内障青光眼，绿风恶呕头痛患，
白睛混赤云雾浑，瞳内淡绿视力减。
绿风肝火羚钩饮：羚细军车芩芩玄，
知母桔梗加防风。痰火将军定痛丸：
军芩礞石桔半陈，蒡薄白芷天麻蚕。
肝郁气滞火上逆，丹栀逍遥左金丸。

阴虚阳亢知柏地，阿胶鸡子黄汤煎。
肝胃虚寒生痰饮，吴茱萸汤功效赞。

注

绿风内障和青风内障均是常见的致盲性眼病，其局部都与神水瘀滞有关（注意此点，在临床用药上极有助益）。都与西医学的青光眼类似。

绿风内障又叫绿风、绿盲、绿水灌瞳，其临床特点是伴有恶心、呕吐，患侧头痛剧烈如劈，眼球胀痛欲脱，眼珠变硬，白睛浑赤，黑睛吐云雾状浑浊，瞳神散大，瞳内呈淡绿色，视力骤减。

绿风内障类似于西医学急性闭角型青光眼急性发作期，睫状环阻塞性青光眼，眼压升高，多在50mmHg以上，严重者达80mmHg左右。

1. 绿风内障属肝胆火炽、风火攻目者则胆经的头颞部剧痛，火性升散而瞳神中度散大，呕吐是胃火，当清热泻火，平肝息风，用羚羊钩藤汤加减，也可用绿风羚羊饮（羚羊角 细辛 大黄 车前子 茯苓 黄芩 玄参 知母 桔梗 防风）化裁。

2. 绿风内障属痰火郁结证则上阻清窍而身热面赤，动则眩晕，呕吐痰涎，舌红苔黄脉滑，治当降火逐痰，用将军定痛丸（将军即大黄 黄芩 青礞石 陈皮 桔梗 半夏 牛蒡子 薄荷 白芷 天麻 僵蚕）加减。

3. 绿风内障属肝郁气滞而气火上逆者则胸闷嗳气，口苦，恶心呕吐，当疏肝解郁，泻火降逆，用丹栀逍遥散合左金丸化裁。

属阴虚阳亢致风阳上扰者，用知柏地黄丸或阿胶鸡子黄汤加减。

属肝胃虚寒而痰饮上犯者，用吴茱萸汤化裁。

二、青风内障

青光眼性视盘变，网膜视神纤层损，
眼压超过二十一，前房角开视野损。
青风气郁逍遥散，痰湿温胆五苓散，
阴风阿胶鸡子黄，肝肾阴亏驻景丸，
肾阳亏损肾气丸，阴火天王补心丹。
针刺内关足三里，睛明阳白四白攒，
太阳风池瞳子髎，翳明合谷和外关。

注

青风内障又叫青风、青风障症，是指起病无明显不适，逐渐眼珠变硬，瞳色微浑如青山笼淡烟之状，瞳仁虽在，昏暗渐渐不见物，状如青盲，视野缩窄，渐终失明的眼病。

青风内障类似于西医学的原发性开角型青光眼，正常眼压性青光眼。眼压超过21mmHg。青光眼性视盘改变，视网膜神经纤维层缺损，高眼压时前房角开放，青光眼性视野缺损。

1. 属痰湿泛目证则瞳神散大，眼底视盘杯盘比增大，严重时视盘苍白，视野缺损或呈管状，伴头昏眩晕，恶心欲呕，舌淡苔白腻，脉滑，当温阳化痰，利水渗湿，用五苓散合温胆汤加减；属阴虚风动者用阿胶鸡子黄汤加减。

2. 青风内障属肝郁气滞者则视物昏蒙，目珠微红，抱轮轻度红赤，或瞳神稍大，眼底视盘杯盘比大，可见视野缺损，眼压偏高，或兼有情志不舒，心烦口苦，当疏肝解郁，用逍遥散加减。

3、属肝肾阴亏者若阴精虚损偏重者则病久视物不清，视野缺损或呈管状，视盘苍白，头晕失眠，腰膝无力，肢冷神疲，当补益肝肾，用加减驻景丸加减；若肾阳亏损偏重者用肾气丸加减；而阴虚火旺者用天王补心丹。

针刺取穴用足三里、内关、睛明、阳白、四白、攒竹、太阳、风池、瞳子髎、翳明、合谷、外关等，每次在局部取2穴，远端取2穴。

视神经保护剂：如钙离子阻滞剂、谷氨酸拮抗剂、神经营养因子、抗氧化剂。

降眼压：

1. 高渗脱水剂，如甘露醇、山梨醇、甘油。

2. 碳酸酐酶抑制剂，如口服乙酰唑胺（醋氮酰胺），或口服醋甲唑胺，并同时服等量的碳酸氢钠。注意磺胺类过敏、肾功能及肾上腺皮质功能严重减退者禁用。

3. 药物降眼压不明显者作前房穿刺术降低眼压。

青光眼分类

1. 原发性青光眼。

2. 继发性青光眼：①常见眼病继发性青光眼。②糖皮质激素性青光眼。③眼部手术后青光眼，新生血管性青光眼，青光眼睫状体炎综合征与虹膜、睫状体疾病相关的青光眼，继发于虹膜、睫状体炎症的青光眼，晶状体源性青光眼。

3. 先天性或发育性青光眼：①婴幼儿型青光眼。②青少年型青光眼。③合并其他眼部或全身发育异常的先天性青光眼。

4. 原发性闭角型青光眼。

5. 原发性开角型青光眼。

第三节 圆翳内障

圆翳老年白内障，晶珠浑浊视力降，
肝肾亏虚杞菊地，脾气虚弱四君汤，
肝热上扰石决明，阴虚湿热甘露方。
睛明球后攒鱼腰，臂臑合谷三阴交。

注

古人据圆翳内障者晶珠浑浊的部位、形态、程度及颜色等不同，分为浮翳、沉翳，冰翳，横翳，散翳，枣花翳，偃月翳，白翳黄心（四边皆白，中间一点微黄色）、黑水凝翳等。

圆翳内障是一种以晶珠浑浊，视力缓降至失明的慢性眼病，早期症状是视物模糊，色调改变，怕光，眼前飘飞黑点，复视（重影），晶状体近视；最终可见瞳神之中出现圆形银白色或棕褐色的翳障，只能在眼前辨别手指或仅剩下一点光感。

圆翳内障类似于西医学的年龄相关性白内障。

1. 圆翳内障属肝肾阴亏，精血不足，目失濡养者则晶珠逐渐变浑浊，或阴亏虚火内生，上炎晶珠而浑浊，视力渐降，头昏耳鸣，腰膝酸软，潮热盗汗，虚烦失眠，宜补益肝肾，清热明目，用杞菊地黄丸，（若肾阳虚偏重者用右归丸）。圆翳内障属阴虚潮热重者用知柏地黄丸。

2. 圆翳内障属脾气虚弱失运，五脏不能荣于目者则兼面色萎黄，倦怠懒言，当健脾益气，利水渗湿，用四君子汤化裁。

3. 圆翳内障属肝热上扰者则视物不清，视力渐降，晶珠浑浊多眵泪，目涩而胀，口苦咽干，便秘，舌红苔薄黄，脉弦或弦数，宜清热平肝，明目退障，用石决明散（石决明 草决明 青葙子 栀子 大黄 赤芍 荆芥 木贼 羌活）。

圆翳内障属阴虚湿热者用甘露饮化裁。但属肾阴虚、虚火上乘见心肾不交者用磁朱丸，属肝肾精血两亏者用石斛夜光丸。

针刺穴位治圆翳内障选用睛明、球后、攒竹、鱼腰、臂臑、合谷、三阴交等穴。

第四节　云雾移睛

云雾移睛病神膏，玻璃浑浊蚊蝇飘。
湿热蕴蒸三仁汤，脾虚湿困六君疗。
气血亏虚少气懒，当归补血八珍汤。
气滞血瘀血府逐，或用丹栀逍遥汤。
肝肾明目地黄柴，六味味丹归地黄。
虚火伤络眼出血，生蒲黄汤宁血汤：
茅根及蔹仙鹤芍，栀侧旱胶生地黄。

注

云雾移睛，又名蝇翅黑花、眼风黑花、飞蛾症等。患者的眼部外观正常，只是自觉眼珠转动时眼前似有蚊蝇或云雾样黑影呈无规律的飞舞飘游，甚者视物昏蒙。

类似于西医学的玻璃体浑浊，常因葡萄膜炎症、视网膜炎症及出血或退变，以及玻璃体的退变如玻璃体液化、变性、后脱离或眼内炎症、出血等所致。

1. 属湿热蕴蒸证者则胸闷纳呆，头重神疲，苔黄腻，脉滑，当宣化畅中，清热除湿，用三仁汤加减；脾虚湿困者用六君子汤加减。

2. 属气血亏虚证则黑花飘舞，不耐久视，面色无华，头晕心悸，少气懒言，唇舌淡，脉细弱，宜补益气血，用当归补血汤或八珍汤加减。

属虚火伤络者，用生蒲黄汤或宁血汤（白茅根 白及 白蔹 仙鹤草 白芍 栀子 侧柏叶 旱莲草 阿胶 生地黄）加减。

3. 属气滞血瘀证者，当行气活血，用丹栀逍遥散或血府逐瘀汤加减。

4. 属肝肾阴虚证者，则伴头晕耳鸣，腰膝酸软，遗精，眼干涩眼疲劳，宜补益肝肾，用明目地黄丸（由六味地黄丸加五味子、柴胡、当归、熟地、丹参）加减。

玻璃体浑浊较重者加牛膝。脾虚食少者加陈皮、砂仁。

第五节　暴　盲

暴盲失明内障眼，视血管阻视神炎。
气血瘀阻通窍活，痰热（上壅）涤痰汤加减，
肝风（内动）天钩、大定风，肝火（亢盛）龙胆来泻肝，
气虚血瘀补阳还，阴火知柏地黄丸。

注

暴盲患者的眼部外观正常，骤然一只眼或双眼视力急剧下降，甚至失明，是一种严重的眼病。若治不及时则可导致视力永久损害。

根据发病部位和病机，分为络阻暴盲、络瘀暴盲、络损暴盲、目系暴盲等。

在西医学中，有多种眼底疾病都可以引起暴盲重病，最常见的有视网膜中央血管阻塞及急性视神经炎等。

属气血瘀阻证者，当行气活血，通窍明目，用通窍活血汤加减。

属痰热上壅证者，当涤痰通络，活血开窍，用涤痰汤加减。

属肝风内动证者，当镇肝息风，开窍明目，用天麻钩藤饮或大定风珠加减。

属肝火亢盛证者，当滋阴潜阳，活血通络，用龙胆泻肝汤加减。

属气虚血瘀证者，当补气养血，化痰通络，用补阳还五汤加减。

属阴虚火旺证者用知柏地黄丸加减。

编诀者认为：无论中医或西医，暴盲均属眼科重症难症，但如患者尚留微弱视力或仍有光感，则用中药的效果优于西药。属视部血管病变，应加大活血药的力量，适配行气药及解毒药（如野菊花、虎杖、连翘等），属视神经炎者应酌加公英、地丁、连翘、银花、野菊花及活血药。

应嘱患者每日 1 剂或每日 2 剂，应每隔 1 个半小时或 2 个小时服煎剂 200～300ml，以确保血药浓度，一般坚持服用 30～180 剂药后，能获满意疗效。

一、络阻暴盲

络阻暴盲缺血变，视力突然丧失减，
中央动阻白色肿，黄斑樱桃红色斑。
气血瘀阻通窍活，躁怒头眼痛胀满。
痰热上壅涤痰汤，胖闷苔腻脉滑弦。
肝阳上亢天麻钩，痛晕烘热心悸忘。
气虚血瘀补阳还，软懒短气脸萎黄。

注

络阻暴盲是指患者眼外观正常，猝然一眼或双眼视力急剧下降，以视衣可见典型的缺血性改变为特征的致盲眼病，又叫落气眼。

具体地说：突然视力丧失或减弱，视网膜中央动脉阻塞视网膜后极的眼底部位出现灰白色水肿浑浊，黄斑呈樱桃红斑。

1. 暴盲属气血瘀阻证则眼外观端好，骤然眼盲，眼底表现如前所述，兼急躁易怒，头痛胸痛，眼痛眼胀，舌有瘀点，脉弦或涩，当行气活血，通窍明目，用通窍活血汤加减。

2. 暴盲属痰热上壅证则眼底如前述，兼体胖头眩，胸闷烦躁，苔腻，脉弦滑，当涤痰通络，活血开窍，用涤痰汤加减。

3. 暴盲属肝阳上亢证则眼底如前所述，兼眼干涩而胀，头痛眩晕，急躁易怒，面赤烘热，心悸健忘，失眠多梦，宜滋阴潜阳，活血通络，用天麻钩藤饮加减。

4. 暴盲属气虚血瘀证则发病已久，视物昏朦，动脉细而色淡红或呈白线条状，视网膜水肿，视盘淡白，短气乏力，面色萎黄，倦怠懒言，舌淡有瘀斑，脉涩或结代，当补气养血，化瘀通脉，用补阳还五汤加减。

二、络瘀暴盲

眼底脉络瘀暴盲，血溢络外视力降，
中央分支静脉阻，高压飞蚊视力障，
网膜静脉扩张曲，出血火焰斑点状，
水肿渗出棉絮斑，进入玻璃血多量。
络瘀暴盲气滞瘀，抑郁血府逐瘀汤。
阴虚阳亢潮热软，晕鸣镇肝熄风汤。
暴盲络瘀痰瘀结，桃红四物温胆汤。

注

络瘀暴盲又叫目衄暴盲，是指眼底脉络瘀阻，血不循经而溢于络外，导致视力突然下降的眼病。

络瘀暴盲类似于西医学的视网膜中央或分支静脉阻塞。

见于高血压者眼前黑影飘动或单眼突然视力障碍，受累部位视网膜静脉扩张迂曲，呈腊肠状，沿视网膜血管分布区域浅层出血如火焰状、斑点状，视网膜水肿、渗出及棉絮状斑，如血入玻璃体则出血量多。

1. 络瘀暴盲属气滞血瘀证则眼底表现如前述，伴头痛眼胀，胸胁胀痛，情志抑郁，食少嗳气，舌红有瘀斑，当理气解郁，化瘀止血，用血府逐瘀汤加减。

2. 络瘀暴盲属阴虚阳亢证则潮热面红，头重脚轻，烦躁易怒，腰膝酸软，头晕耳鸣，当滋阴潜阳，用镇肝熄风汤加减。

3. 络瘀暴盲属痰瘀互结证则暴盲，眼底水肿渗出较多，或黄斑囊样水肿，头重眩晕，胸闷脘胀，舌有瘀点，苔腻，脉弦或滑，当化瘀除湿，活血通络，用桃红四物合温胆汤加减。

三、络损暴盲

络损暴盲眼底血，视网膜静脉周炎。
玻璃体血青壮年，血热宁血汤加减，
口舌生疮尿短赤，舌红脉数烦失眠。
肝经郁热五志火，眼血丹栀逍遥散。
阴火滋阴降火汤，知柏地黄二至丸。

注

络损暴盲是指眼底脉络受损出血而视力突然下降的眼病。

络损暴盲类似于西医学的视网膜静脉周围炎，又叫视网膜血管炎。

症见双眼或单眼反复出现玻璃体积血，多发于青壮年人。

1. 络损暴盲属血热伤络证则眼底表现如上述，伴有心烦失眠，口舌生疮，小便短赤，舌红脉数，当清热凉血，止血活血，用宁血汤加减。

2. 络损暴盲属肝经郁热证则眼症如上述，伴口苦咽干，五志化火而眼的脉络出血，当疏肝清热，凉血止血，用丹栀逍遥散加减。

3. 络损暴盲属阴虚火旺证则病情迁延日久，反复发生玻璃体积血，兼头晕耳鸣，五心烦热，口干唇燥，舌红脉细数的阴虚火旺症状，当滋阴降火，凉血化瘀，用滋阴降火汤，或二至丸合知柏地黄丸加减。

四、目系暴盲

目系暴盲六淫感，情志内伤外伤患。
视力突降或失明，视盘缺血视神变，
球后视神炎难动，急性瞳孔有改变。
肝经实热龙胆泻，头痛胁胀脉数弦。
目系暴盲肝气郁，桃红四物逍遥散。
气血两虚参养荣，阴火知柏地黄丸。
视神乳头水肿病，视降复视呕恶心，
早期进展慢萎期，针对治疗原发病。

注

目系暴盲是指因六淫外感，外伤或情志内伤等侵损及目系，导致暴盲的眼病。

目系暴盲类似于西医学的急性视神经炎，严重的前部缺血性视神经病变引起视力下降的视神经病。分为球后视神经炎、视盘炎。视盘炎及缺血性视神经病变者眼底视盘有相应的改变；球后视神经炎者眼球转动时感觉眼球后疼痛；急性目系暴盲者有瞳孔改变。

1. 目系暴盲属肝经实热证者有上述眼症，兼头胀耳鸣，胁痛口苦，舌红苔黄，脉弦数，当清肝泻热，通瘀化滞，用龙胆泻肝汤加减。

2. 目系暴盲属肝郁气滞证则有上述眼症，兼情志抑郁，喜叹息，胸胁胀痛，头晕目眩，口苦咽干，当疏肝解郁，行气活血，用桃红四物汤合逍遥散加减。

3. 目系暴盲属阴虚火旺证则眼症同上，兼头晕目眩，五心烦热，颧赤唇红，口干苔少，当滋阴降火，活血祛瘀，用知柏地黄丸加丹参、毛冬青等。

4. 目系暴盲属气血两亏证则眼症同前，兼面色无华或萎黄，爪甲唇色淡白，少气懒言，神疲倦怠，当补益气血，通脉开窍，用人参养荣汤加减。

视神经乳头水肿则视力下降，视物模糊，复视，呕吐，恶心。分为早期、进展期、慢性期和萎缩期。治疗针对原发病。

第六节 视衣脱离

视衣视网膜脱离，神光闪流云雾移，
视瞻昏渺和暴盲，视野缺损降视力，
网膜灰白隆裂孔，孔源网脱手术治。
脾虚湿泛积液软，四苓散加补中益。
视衣脱离脉络瘀，桃红四物加减治。
肝肾阴虚驻景丸，晕鸣健忘软腰膝。

注

视衣脱离相当于西医学的视网膜脱离，是视网膜神经上皮层与它的色素上层之间的分离而引起的视功能障碍的眼病。

视网膜脱离（视衣脱离）见于中医学的“神光自现（闪光、流光）、”“云雾移睛”、“视瞻昏渺”、“暴盲”等病中。

视衣脱离的诊断依据为：视野缺损或视力突然下降，眼底检查见视网膜灰白色隆起及视网膜裂孔。对原发性孔源性视网膜脱离应该尽早手术治疗。

1. 视网膜脱离属脾虚湿泛证则视物昏朦，玻璃体浑浊，视网膜脱离，或手术后视网膜下仍有积液者，伴倦怠软乏，面色无华，食少便溏，舌淡胖有齿痕，当健脾益气，利水化浊，用四苓散合补中益气汤加减。

2. 视网膜脱离属脉络瘀滞证则因头眼外伤，或手术后视网膜水肿或残留视网膜下积液，结膜充血肿胀，舌质暗红或有瘀斑、瘀点、当养血活血，祛风止痛，用桃红四物汤加减。

3. 视网膜脱离属肝肾阴亏证则眼飘黑花，闪光流光，伴头晕耳鸣，失眠健忘，腰膝酸软，当滋补肝肾，用驻景丸加减。

第七节 消渴内障

消渴内障晶珠浑，眼底出血渗出症，
水肿新生血管见，视网微血管瘤症，

脉络无管无灌注，玻璃体视网膜病。
消渴内障气阴虚，六味地黄生脉散，
脾肾两系肾气丸，萎黄晄白肢冷寒。
阴虚夹瘀麻木烦，四物知柏地黄丸。
痰瘀阻滞温胆汤，苔腻脉滑瘀紫暗。

注

消渴内障是指由消渴病引起的内障眼病。

消渴病的中期、晚期可引起晶珠浑浊、眼底出血、水肿、渗出、新生血管等内眼病变，糖尿病者查见眼底视网膜微血管瘤，脉络膜毛细血管无灌注等，或查见增生性玻璃体视网膜病变。

1. 消渴内障属气阴两虚证则视力下降，或眼前有黑影飘动，眼底见视网膜水肿、黄斑水肿，视网膜渗出、出血等，气虚而神疲乏力，少气懒言，脉虚无力；阴虚则咽干，自汗盗汗，五心烦热，舌淡，当益气养阴，活血利水，用六味地黄丸合生脉散加减。

2. 消渴内障属脾肾两虚证则眼症同前述，兼消瘦或虚胖，面色萎黄或面色浮肿，面色晄白，头晕耳鸣，形汗肢冷，阳痿，夜尿频，尿清长，严重者尿少，当温阳益气，利水消肿，用加味肾气丸加减。

3. 属阴虚夹瘀证则眼症同前述，或眼底见微血管瘤、反复大片出血，视网膜增生膜，兼口渴多饮，心烦失眠，头昏目眩，肢体麻木，舌质暗红有瘀点瘀斑，当滋阴补肾，化瘀通络，用四物汤合知柏地黄丸加减。

4. 属痰瘀阻滞证则眼症同前述，形体盛胖，头身沉重，身有刺痛而痛处固定、口唇肢端紫暗，舌紫有瘀斑瘀点，苔厚腻脉弦滑，当健脾燥湿，化痰祛瘀，用温胆汤加减。

第八节　视瞻有色

视瞻有色灰淡黄，脉络视网黄斑病。
视力轻度有下降，灰黄固定暗黑影，
局限盘状浆液脱，网膜水肿圆光轮。
湿浊上泛三仁汤，便溏恶呕纳呆闷。
视瞻有色肝肾虚，四物五子软晕鸣。
肝经郁热丹栀逍遥，胁胀尿赤叹息声。

注

视瞻有色是指眼外观无异常，自觉视野中心出现灰色或淡黄色固定阴影的眼病。视瞻有色类似于西医学的中心性浆液性脉络膜视网膜病变。

黄斑水肿的眼底病变可参照本病辨证治疗。

诊断依据为：1. 视力轻度下降。2. 眼前有灰黄色固定暗影，视物变形。3. 眼底局限性盘状浆液性脱离，眼底黄斑视网膜水肿呈圆形反光轮。

1. 视瞻昏渺属湿浊上泛证则视物模糊，眼前出现有颜色的阴影，视物变小或变形，眼底可见视网膜反光晕轮明显，黄斑水肿，中心凹光反射减弱或消失，兼有便溏，恶心呕吐，纳呆胸闷，当利水化湿，用三仁汤加减。

2. 视瞻昏渺属肝肾不足证则眼症如上述，兼腰膝酸软，头晕耳鸣，当滋补肝肾，活血明目，用四物五子丸加减。

3. 视瞻昏渺属肝经郁热证则视物模糊，视物变形或变小，眼前棕黄色阴影，眼底见黄斑水肿及黄白色渗出，兼胁肋胀痛，小便短赤，嗳气叹息，当疏肝解郁，清热化湿，用丹栀逍遥散加减。

第九节　视瞻昏渺

视瞻昏渺视力减，脉络视网膜发炎，
慢性球后视神炎，薄雾暗影失明眼，
黄斑不荣炎变性，色素皮萎新血管，
萎缩黄斑薄膜疣，肝肾不足物五驻景丸，
地肤覆盆车枸菟，疲软肢冷晕失眠。
脾虚湿困参苓术，晕悸软乏胸胀满。
阴火烦热盗汗软，蒲黄滋阴降火餐。
痰瘀瘢痕色素沉，苔腻化坚二陈丸。

针刺视瞻昏渺病，合谷球后头临泣，
睛明太阳肾俞肝，翳明风池足三里。
养老光明远端灸，眼部穴位灸当忌。

注

本病是一种眼的外观无异常，但视力减退，渐至视物模糊不清的眼病。此症状类似西医学的脉络膜炎、视网膜炎以及慢性球后视神经炎。

视瞻昏渺，初起视物昏朦，视力渐降，如有薄雾暗影遮挡，逐渐变成只能辨别明暗，眼底见黄斑营养不良，黄斑炎症，黄斑变性。分为干性和湿性两种。

干性者叫萎缩性、非新生血管性黄斑病变。症见玻璃膜疣，黄斑区色素紊乱，有黄斑色素脱失的浅色斑点和色素沉着小点，如椒盐状，中心凹反射减弱或消失。后期见色素上皮萎缩区。

湿性又叫渗出性或新生血管性黄斑区病变，症见病变区有隆凸的新生血管膜，其周围可见视网膜感觉层下或色素上皮下有暗红色或暗黑色出血。

出血多者可见视网膜前出血，积血达玻璃体内而有玻璃体积血。晚期黄斑部出血机化，形成盘状瘢痕而中心凹视力完全丧失。

1. 属肝肾不足证者眼底可见黄斑区陈旧性渗出、中心凹反射减弱或消失，视物模糊，视物变形，头晕失眠，面色苍白，肢冷神疲，腰膝无力，当补益肝肾，用四物五子（四物汤加地肤子，覆盆子，枸杞子，菟丝子）丸或驻景丸加减。

2. 视瞻昏渺属脾虚湿困证则视物昏朦，视物变形，黄斑区色素紊乱，玻璃疣形成，中心凹反光消失，或黄斑出血、渗出或水肿，可兼有眩晕心悸，肢体软乏，胸胁胀满，当健脾利湿，用参苓白术散加减。

3. 属阴虚火旺证则视物变形，视力骤降，黄斑区新鲜出血、渗出、水肿，兼五心烦热，盗汗潮热，腰膝酸软，当滋阴降火，用生蒲黄汤合滋阴降火汤加减。

4. 属痰瘀互结证则视物变形，视力下降已久，眼底可有瘢痕形成，黄斑区大片色素沉着，兼乏力纳呆，苔腻脉滑，当化痰软坚，活血明目，用化坚二陈丸加减。

属心脾两虚证者用人参养荣汤加减。

属湿浊邪气上犯证者用三仁汤或温胆汤加减。

属气滞血瘀证者用丹栀逍遥散加减。

可针刺球后、肾俞、肝俞、睛明、太阳、头临泣、翳明、合谷、风池、足三里、养老、光明等穴。远端穴位可用灸法治，眼部穴位则忌灸。

第十节　高风内障

高风视网色素变，夜盲视野缩窄变，
眼底骨细胞样见，黄色状或白色点，
视膜不规色素沉，暗适应查网电检。
肾阳不足腰膝软，形寒肢冷右归丸。
肝肾阴虚脉细数，晕鸣明目地黄丸。
脾气虚弱补中益，食少无华神疲软。

注

高风内障是以夜盲和视野逐渐缩窄为主症的眼病。类似于西医学的视网膜色素变性。

诊断依据为：①夜盲。②视野呈双眼对称性、进行性缩窄变小，晚期呈管状视野。③眼底出现骨细胞样或不规则状色素沉着，视盘呈蜡黄色或白色点状色素沉着，血管变细，终至失明。④视网膜暗适应检查和视网膜电图检查异常。

1. 高风内障属肾阳不足证者则眼症见夜盲，视野缩窄，兼腰膝酸软，形寒肢冷，当温补肾阳，用右归丸化裁。

2. 高风内障属肝肾阴虚证者，则眼症同前，兼头晕耳鸣，脉细数，当滋补肝肾，用明目地黄丸加减。

3. 高风内障属脾气虚弱证者眼症同前，兼食少纳呆，面色无华，神疲软乏，当健脾益气，用补中益气汤加减。

第十一节　青　盲

青盲视神萎缩患，高绿青风暴盲变，
外伤奎宁恶贫瘤，视盘色泽苍白淡，
电位异常视力降。肝肾不足驻景丸，
头晕耳鸣腰膝软；或用明目地黄丸。
气血两虚参养荣，晕悸失眠神疲软。
肝郁气滞丹栀逍，抑郁胸胁痛胀满。
气滞血瘀血府逐，头痛眠梦瘀点斑。

注

青盲是一种眼外部无异常改变，而视力渐降至盲无所视的眼病。小儿患者叫小儿青盲。本病可由视瞻昏渺、高风内障、绿风内障、青风内障等瞳神疾病演变而得，也可由奎宁、恶性贫血、肿瘤、全身性疾病或头眼部外伤所致。

青盲患者视盘色泽苍白或变淡，视野和视觉诱发电位异常，视力渐降。与西医学的视神经萎缩相似。

1. 属肝肾不足者则眼外视正常，视力渐降，视物昏朦甚至失明，眼底检查符合本病特征，兼头晕耳鸣，腰膝酸软，当补益肝肾，开窍明目，用驻景丸加减；也可用明目地黄丸（明目地黄丸由六味地黄丸加生地、柴胡、当归、五味子、楮实子、菟丝子、阿胶、枸杞等组成）加减。

口诀：明目地黄丸二地，柴归味楮菟阿杞。

2. 属气血两亏证则眼症同前，头晕心悸，失眠健忘，神疲肢软，当益气养血，宁神开窍，用人参养营汤加减。

3. 属肝郁气滞证者则视物昏朦，视盘颜色淡白或苍白，或视盘生理凹陷扩大加深如杯状，血管向鼻侧移位，动、静脉变细；兼有情志抑郁，胸胁痛胀痞满，口苦口干，舌红苔薄白或薄黄，脉弦或细弦，当疏肝解郁，开窍明目，用丹栀逍遥散加减。

4. 属气滞血瘀证者则多因头眼外伤，视力渐降，视盘颜色苍白，边界清，血管变细，兼见头痛失眠，多梦健忘，舌质暗红，舌有瘀点瘀斑，当行气活血，化瘀通络，用血府逐瘀汤加减。

第十二章　目眶疾病

目眶颜面七块骨，眶上下裂眶下沟，
眶上切迹筛骨孔，骨性神经血管足，
眶部神阻眼眶痛。眶内主要容眼球，
制约眼球软组织，眶内容多累眼球，
眼肌弛缓或麻痹，引起病理突眼球，
眼眶相邻前中窝，额筛颞窦上颌窦，
鼻窦静脉入眼眶，眶静脉入海绵窦。
眶静面静鼻静脉，感染颅腔病变愁。

注

目眶又叫眼眶，由7块颜面骨组成了骨性锥形空腔，有眶上裂、眶下裂、眶下沟、眶上切迹、筛骨孔等骨性结构，是神经、血管走过之处。各种原因引起眶部神经传导阻滞，都可引起眼眶疼痛。

眼眶内主要容纳眼球，制约眼球的是软组织：1. 眶内的内容物多则连累眼球；2. 眼外肌弛缓或麻痹，都可引起眼球突出或眼球位置改变。

由于眼眶与颅前窝、颅中窝、额窦、筛窦、颞窦和上颌窦等结构相邻，来自鼻窦静脉血液的一部分血流入眼眶，经眼眶静脉流入颅内的海绵窦，因此，眼眶、鼻窦、上面部的感染性病变可引起颅腔内感染。

第一节　眉棱骨痛

眉棱眶上神经痛，上呼道感经期痛，
神经衰弱鼻窦炎，屈光不正眼胀痛，
风热驱风上清散，发热恶风痛走窜，
柴胡梢和酒黄芩，羌防草芷芎荆芥。
风痰上犯眩晕呕，防风羌活汤加减。
眉棱骨痛肝火炎，目胀胁胀洗肝散，
四物草菊木贼薄，羌防苏红蒺藜蝉。
肝血不足归补血，不能久视神疲软。

注

眉棱骨痛类似于西医学的眶上神经痛，可能与上呼吸道感染，经期、神经衰弱、鼻窦炎及屈光不正等有关。

1. 眉棱骨痛属风热上扰证则发热恶风，疼痛走窜，当疏风清热，散邪止痛，用驱风上清丸：柴胡梢 酒黄芩 羌活 防风 甘草 白芷 川芎 荆芥。

2. 属风痰上扰证则眉棱骨痛，眼球胀，不愿睁眼，兼头晕目眩，胸闷呕恶，脉弦滑，当燥湿化痰，祛风止痛，用防风羌活汤加减。

3. 属肝火上炎证则眉棱骨、眼眶及前额骨都痛，目球胀痛，胸胁胀痛，当清肝泻火，解郁通窍，用洗肝散（当归尾 赤芍 生地黄 川芎 甘草 菊花 木贼 薄荷 羌活 防风 苏木 红花 蒺藜 蝉蜕）加减。

4. 属肝血不足证则目眶微痛，目珠酸痛，不能久视，神疲软乏，当滋养肝血，温通目络，用当归补血汤加减。

第二节　突起睛高

突起睛高急性炎，白睛红肿眼动限，
溶链球菌金葡萄，眶周眼珠全身感，
急重剧痛视力降，超声CT助诊断。
风热火毒攻目患：散热消毒饮芩连，
羌防牛蒡薄荷翘；内疏黄连汤加减。
火毒壅滞清温败，送服安宫牛黄丸。

注

突起睛高是指白睛红赤臃肿，眼珠胀痛突起，转动受限的急性炎症性突眼眼病，多因风热火毒攻目所致。

病原体多为溶血性链球菌及金黄色葡萄球菌感染，引起眼眶周围、眼珠及全身感染，是眼科急重症之一，急剧发病，剧烈眼痛，视力下降或骤降。

超声探查、CT扫描有助于诊断。此症状与西医学的化脓性炎性突眼十分相似。

1. 突起睛高属风热火毒炽盛上攻两目则有前述眼症，兼发热重、恶寒轻，舌红苔黄，脉浮数，当疏风清热解毒散邪，用散热消毒饮合（牛蒡子 羌活 防风 薄荷 连翘 黄芩 黄连）内疏黄连汤（栀子 黄芩 大黄 当归 连翘 槟榔 黄连 云木香 赤芍 桔梗 薄荷 甘草）加减。

2. 突起睛高属火毒壅滞者，则有上述眼症，兼壮热神昏，烦渴气粗，恶心呕吐，尿赤便秘，当泻火解毒，消肿止痛，用清营汤加减，另可送服安宫牛黄丸。

成脓者多采用西医手术排脓。病情险恶者用中西医结合救治。

第三节　鹘眼凝睛

鹘眼凝睛眼珠突，红如鹘眼凝视状，
羞明流泪异物感，甲正甲低或甲亢。
鹘眼气郁化火证，躁怒丹栀逍遥散。
阴虚阳亢消瘦汗，平肝清火腰膝软，
生地白芍连翘柴，夏枯枸杞和车前。
痰热互结胸闷胀，逍遥清气化痰丸。

注

鹘眼凝睛是指以眼珠突出，红赤如鹘鸟之眼，呈凝视状为特征的眼病。表现为眼珠突出，不能转动、白睛红肿，微痛，羞明流泪，眼有异物感。

鹘眼凝睛类似于西医学的甲状腺相关眼病，又叫Graves眼病，患者可表现为甲状腺功能正常、甲状腺功能低下或甲状腺功能亢进。如甲状腺功能正常而有Graves眼病，叫眼型Graves病。

1. 鹘眼凝睛属气郁化火证则眼症如前述，兼伴有急躁易怒，口苦咽干，怕热多汗，当清肝泄火，解郁散结，用丹栀逍遥散加减。

2. 属阴虚阳亢证则眼症同前述，伴有消瘦多汗，腰膝酸软，当滋阴潜阳，平肝降火，用平肝清火汤（生地黄 白芍 连翘 柴胡 夏枯草 枸杞 车前子）加减。

3. 属痰瘀互结证则眼症同前述，视一为二，伴胁肋胀痛，胸闷不舒，舌质暗红，苔黄脉弦，当疏肝理气，化痰祛痰，用逍遥散合清气化痰丸加减。

第十三章 外伤眼病

黑睛边损易裂伤，黄仁根损断裂伤，
晶珠浑浊或脱位，真睛破累健眼伤。
风热羞泪红肿翳。邪毒炽盛抱轮红，
黑睛溃烂白睛浑，红赤肿痛黄液冲。
胞睑青紫白睛血，瘀血紫黯血灌瞳。

注

眼珠不同部位的组织对外伤的抵抗力与敏感性有较大的差异，如黑睛边缘易裂伤，

黄仁根部易断裂，晶珠易浑浊或脱位。如真睛破损发生邪毒传变可累及健眼。眼外伤又受风热则羞明流泪，伤眼红肿疼痛，黑睛生翳。

如邪毒炽盛则伤眼的抱轮红赤，黑睛溃烂，白睛浑赤或红赤肿痛，甚或黄液上冲。

如伤眼而瘀血紫黯则见胞睑青紫、白睛溢血、血灌瞳神。

第一节 异物入目

异物入目碜涩痛，羞明流泪术敷功。

注

异物入目有明确的异物入目史，伤眼碜涩疼痛，羞明流泪，当冲洗或手术取出异物，然后外敷或内服眼药。注意：有时是异位生长眼毛或眼毛刺眼所致。

第二节 撞击伤目

撞击伤目伤胞睑，白睛黑睛黄仁患，
晶珠眼底眼眶伤，眼外肌伤转动限。
眼伤络脉蒲黄汤，滞瘀桃红四物餐。

注

撞击伤目如伤及眼睑、白睛、黑睛、黄仁、晶珠、眼底、眼眶等不同部位有不同的症状表现，如伤眼外肌则眼珠转动受限，应注意辨别所伤部位，对症对病用药。

眼受外力伤害而络脉出血者用生蒲黄汤或十灰散止血，出血已止改用祛瘀汤（当归尾 赤芍 桃仁 泽兰 丹参 川芎 郁金 生地黄 旱莲草 仙鹤草）。

眼受外力伤害而气滞血瘀者用桃红四物汤加味。

第三节 真睛破损

真睛破损穿透伤，交感眼炎严重伤。
风邪除风益损汤，四物前胡藁本防。
外邪热毒五味消，再加经效散更良；

犀柴军草芍归翘。滞瘀血府逐瘀汤。

注

真睛破损是指外物伤目而又眼珠有穿透伤口者。最严重的并发症是交感性眼炎。

1. 当眼睛破损，风热乘袭者，用除风益损汤（当归 熟地黄 白芍 川芎 前胡 藁本 防风）加味。

2. 眼睛破损当外邪侵入、热毒炽盛者，用五味消毒饮合用经效散（犀牛角 柴胡 甘草梢 赤芍 当归尾 连翘）加减。

属气滞血瘀证则瞳神紧小或散大不收，视衣水肿，肿痛睛胀，眼压升高，当行气活血，化瘀止痛，用血府逐瘀汤。

若肝胆风热壅盛者，用还阴救苦汤加减。便秘者用白虎汤加大青叶、板蓝根。若肝胆火盛者，用泻脑汤（芒硝 大黄 桔梗 木通 黄芩 车前子 茺蔚子 玄参 茯苓 防风）加减。

真睛破损常用中西医结合抢救。

第四节 酸碱伤目

化学药物灼伤眼，常常因为酸与碱，
酸用碳酸氢钠液，碱用硼酸冲洗安。
内服黄连解毒汤，消翳汤红玄麦丹。

注

化学性眼外伤是指化学性物质对眼组织的烧伤。常为酸、碱两类化学物质所伤。以碱性所伤为重。

酸性所伤者用3%碳酸氢钠液中和冲洗，重者另在结膜下注射5%磺胺嘧啶钠2ml。

碱性所伤者用3%硼酸冲洗，重者另在结膜下注射10%抗坏血酸注射液0.5～1ml。

注意：因石灰所伤者不可用中和冲洗及注射，应先用0.37%依地酸二钠溶液冲洗，接着用1%～2%浓度的依地酸二钠滴眼。

初期可内服黄连解毒汤以清热解毒；后期以退翳明目为主，用消翳汤加红花、玄参、麦冬、丹参、石决明等。

第五节 辐射伤目

辐射伤目理化光，沙涩灼痛又怕光，
胞睑痉挛白睛浑，水肿星翳呈点状，
剧痛难睁视模糊，流泪虹视幻闪光。
风火柴连芩芍蔓，龙胆通栀草荆防。
风火伤津消翳汤，木贼蔓枳生地黄，
蒙柴芎归荆防草。抗生素滴眼膏良。

注

辐射伤目是指辐射（物理的热作用，化学的光化学作用、电离的生物作用）损伤白睛、黑睛浅层，引起眼珠红赤灼痛，沙涩不适，怕光，胞睑痉挛，白睛浑赤，水肿，黑睛点状星翳，眼内剧痛，眼睑难睁，视物模糊，流泪，虹视，幻觉，闪光幻觉等。

风火外袭用新制柴连汤（柴胡 黄连 黄芩 白芍 蔓荆子 龙胆草 木通 栀子 甘草 荆芥穗 防风）加减。

风火伤津则津液上荣目而眼干涩，用消翳汤（木贼 蔓荆子 枳壳 生地黄 密蒙花 柴胡 川芎 当归尾 荆芥穗 防风 甘草）加减。

用抗生素滴眼或眼膏，有良好效果。

第六节 热烫伤目

热烫伤目决明散，银花解毒汤加减。

注

热烫伤目是火毒所致，用石决明散合银花解毒汤加减。用抗生素控制感染。

第十四章 其他眼病

第一节 近 视

高度近视叫近觑，视疲劳症闪光感，
夜视力差飞蚊症，眼底退行性改变，
豹纹眼底弧形斑，外隐外斜视突眼。
心阳不足面皖白，心悸神倦定志丸。
气血不足当归补，不华疲乏豹纹眼。
肝肾不足飞蚊软，晕鸣舌淡驻景丸。

注

古代医书称近视叫能近怯远。西医学认为：近视是眼在调节放松状态下，平行光线经眼的屈光系统后聚焦在视网膜之前。看远模糊，看近清晰，且眯眼视物。近视程度较高者远视力差，还伴有视疲劳症、闪光感、夜视力差、飞蚊症，眼底退行性改变，如豹纹状眼底，近视弧形斑。可伴有外隐斜视，或外斜视，或眼球突出。

1. 近视属心阳不足者则有近视眼症，兼有面色白，心悸，神倦，当补心益气，安神定志，用定志丸加减。

2. 属气血不足者则有近视，眼底可有视网膜呈豹纹状改变，兼有面色不华，神疲软乏，视力疲劳，当补血益气，用当归补血汤加减。

3. 属肝肾不足者则近视，眼前黑花飘动（飞蚊症），或视网膜呈豹纹状改变，腰膝酸软，头晕耳鸣，舌质淡，当滋补肝肾，用驻景丸加减。

第二节 远 视

远视看近视力减，肝肾不足眼痛酸，
晕鸣酸软口干燥，杞菊地黄地芝丸，
生地天冬枳壳菊。老视活血补肾肝。

注

远视程度严重者，看近处的视力也减弱。因肝肾不足者居多，症见远视，用眼后感觉眼球酸痛，视疲劳，头晕耳鸣，腰膝酸软，口干咽燥，当补益肝肾，用杞菊地黄丸或地芝丸（生地黄，天冬，枳壳，菊花）加减。

老视眼又叫老花眼，多因肝肾逐渐亏虚而逐渐发病，或兼气血不畅，以预防为主，药用活血（或加行气）兼滋补肝肾之品。

第三节 目 倦

目倦视久眼昏花，头痛眼胀眶胀痛，

眼睑沉重眼干涩，休息缓解消失松。
气血亏虚眼疲倦，心悸神疲八珍汤。
肝肾不足杞菊地，再加柴葛解肌汤，
阴火知柏地黄丸，晕眩烦热红赤妆。

注

目倦是指视物不能持久，视久则视物模糊昏花，头痛，眼胀，眼眶胀痛，眼睑沉重，眼干涩，休息后缓解或消失轻松。

1. 目倦属气血亏虚则久视眼疲倦昏花，兼心悸神疲，健忘，当补养气血，养心安神，用八珍汤加减。

2. 属肝肾不足则眼症同前述，兼头晕耳鸣，腰膝酸软，当滋补肝肾，益精明目，用杞菊地黄丸合柴葛解肌汤加减。

3. 属阴虚火旺证则眼症同前述，兼头晕目眩，五心烦热，颧红唇赤（红赤），当滋阴降火，益精明目，用知柏地黄丸加减。

第四节 通 睛

通睛目珠偏内眦，共同性的内斜视，
一二斜视角相等，眼动不限无复视。
肝肾亏虚先天弱，杞菊地黄化裁治。
筋络挛滞正容汤，羌活防风白附子，
半夏僵蚕胆南星，木瓜苓草生姜使。

注

通睛是指双眼同时注视时目珠偏于内眦的眼病。通睛类似于西医学的共同性内斜视，第一斜视角等于第二斜视角、眼珠运动不受限制，没有复视。

1. 通睛属肝肾亏虚证因先天禀赋不足，眼带发育不良，能远怯近，视物模糊，当补益肝肾，用杞菊地黄丸加减。

2. 通睛属筋络挛滞证则筋脉内收，眼带凝滞不展而眼珠偏斜，治当舒筋通络，用正容汤（羌活、防风、白附子、半夏、僵蚕、胆南星、木瓜、茯苓、甘草、生姜）加减。

第五节 风牵偏视

复视二斜角大一，眼向病肌对侧倾。
风牵偏视中风病，风邪中络小续命。
风痰阻络正容汤。痰多食少恶呕闷，
六君汤加正容汤：白附羌防胆南星，
秦艽松节僵蚕草。肝阳化风天钩饮。
气虚血滞络脉瘀，桃红四物加牵正。
针刺四白阳白冲，丝竹太阳攒睛明，
颊车地仓瞳子髎，合谷行间风池承。

注

风牵偏视是以眼珠突然偏视，眼球向患病的麻痹肌作用方向的倾视，第二斜视角大于第一斜视角，出现不同程度的眼球转动受限，视一为二即复视为特征的眼病。

相当于西医学的麻痹性斜视。

若兼有半身不遂，口眼㖞斜，语言不利，甚至卒然昏仆者，属内科中风病，应参照中风治之。

1. 风牵偏视属卫阳不固，风中经络者，当祛风通络，扶正祛邪，用小续命汤加减。

属肝血不足，风中脉络者用当归地黄汤（四物汤加藁本、白芷、细辛、防风）加减。

2. 属脾虚湿盛，风痰阻络者则泛吐痰涎，痰多胸闷恶呕，饮食减少，苔腻脉弦滑，治当祛风除湿，化痰通络，用六君子汤合正容汤（白附片、羌活、防风、胆南星、秦艽、松节、僵蚕、甘草）加减。

属肝阳化风，挟痰上扰者用天麻钩藤饮加减。

3. 属气虚血滞，络脉瘀阻证者则舌淡或有瘀斑、脉涩，当活血行气，化瘀通络，用桃红四物汤合牵正散加减；或用补阳还五汤加减。

针灸治疗风牵偏视可针刺四白、阳白、太冲、丝竹空、太阳、攒竹、睛明、颊车、地仓、瞳子髎、合谷、行间、风池、承泣等穴。

附：弱视

弱视矫正后也低，屈光不正或斜视，
无晶体眼睑下垂，脾虚参苓白术治。
弱视肝肾不足证，遗尿四物加五子。

注

弱视是指眼球无器质性病变，但单眼或双眼的矫正视力仍低于同龄正常儿童视力的眼病。可有屈光不正或眼部斜视、无晶体眼或严重上睑下垂。西医学称此为弱视。

1. 弱视属脾胃虚弱证则视物不清，或胞睑下垂，或偏食、面色萎黄无华，消瘦，神疲乏力，食欲不振，食后脘腹胀满、便溏、苔淡苔薄脉缓弱，当健脾益气，渗湿和胃，用参苓白术散加减。

2. 属肝肾不足证则眼症同前述，兼见小儿夜惊，遗尿，舌质淡，脉弱，当补益肝肾，滋阴养血，用四物五子丸加减。

参考书籍

1. 成都中医药大学函授教材《中医眼科学》1984 年版
2. 全国高等中医药院校规划教材《中医眼科学》(第五、六、七、八版)
定稿：全国高等中医药院校规划教材《中医眼科学》(第九版)

下　篇

中医耳鼻咽喉科学四易口诀

第一章 绪　论

夏商耳鼻齲齿病，西周鼻鼽气候因，
春秋战国山海经，元龟白鵺耳喉病。
左传僖公定耳聋，五十二方五官病，
内经系统论五官，难经五官解剖论。
神农五十多种药，扁鹊五官科医生，
手术治喉淮南子，伤寒治喉首辨证。
金匮半朴治梅核，皂荚吹鼻救危证。
葛洪治耳药滴耳，针灸甲乙经治病。
晋书湿峤魏泳传，手术治疗唇裂症。
诸病源候脓耳病。千金归为七窍病。
外台秘要四百方，最早记载刷牙行。
宋代口齿咽喉科，太平四卷五官病。
圣济五官归脏腑，陈无择分内外因。
梦溪笔谈人工喉，济生苍耳治鼻病。
《儒门事亲》镜取物，金元口齿咽喉分。
变应鼻炎刘完素，完素耳聋治肺论。
丹溪心法治眩晕，世医得效喉风证。
薛己口齿类专著，十二类喉口齿病。
首载茧唇翻花症，主张整体施治论。
解围元数喉麻风，景岳梅毒瘟疫病。
红炉点雪喉结核，保生秘要导引论，
外科正宗摘息肉，时珍八百药治病。
证治准绳分七类，内治缝合伤口论。
清朝喉齿科合并，医宗金鉴脓耳病。
喉科指掌压舌板，喉科秘钥光学检。
重楼玉钥治白喉，养阴清肺汤可煎。
清朝疫喉较完善，解放以后更发展。

注

最早是在夏商时期就有耳鼻喉口齿病症的初步记录，称被虫蛀的牙齿叫齲齿。西周《礼记·月令》就认为鼻鼽是气候变化因素引起的。春秋战国《山海经》载有元龟、白鵺等多种药物可防治耳喉病。《左传·僖公二十四年》最早提出“耳聋”的定义。

《五十二病方》是我国现存最早的医籍之一，其中多处记载有五官科，耳鼻喉口齿方面的内容。《黄帝内经》系统地论述了五官疾病。《难经》对五官解剖进行了论述。《神农本草经》载有五十多种治耳鼻喉口齿病的药物，扁鹊是最早的五官科医生。

《淮南子·记论训》载有用手术治疗喉病。张仲景著《伤寒杂病论》对少阴咽喉痛证进行辨证论治。《金匮要略》用半夏厚朴汤治“梅核气”，并载有用皂荚来吹入鼻内和薤汁灌入鼻内或耳内，抢救危重病，可能是吹鼻法、滴鼻法及滴耳法的最早记载。

葛洪《肘后备急方》用药液滴耳治疗耳病。皇甫谧《针灸甲乙经》用针灸治五官疾病。《晋书·温峤传》用手术补唇裂，《晋书·魏泳传》手术治兔缺。

隋代巢元方《诸病源候论》首载脓耳病。孙思邈《千金方》把鼻、口、舌、唇、齿、喉、耳归为七窍病。王焘《外台秘要》载有400多首方剂治疗五官疾病，并且可能是在世界上最早记载了刷牙。

宋代医学设十三科，其中有口齿咽喉科。《太平圣惠方》记载耳鼻喉口齿内容共四卷。《圣济总录》首次将咽与喉分属不同的脏腑，共十二卷内容，极象是一部耳鼻咽喉口齿的专科书。

陈无择《三因极一病证方论》论述了耳鼻咽喉口齿疾病发生的内外因素。沈括《梦溪笔谈》中所述的颡叫子，很类似于人工喉。严用和著《济生方》首载苍耳子治鼻病。

金元时期把口齿科与咽喉科分开科目治疗。张从正《儒门事亲》记载内镜下取物。刘完素著《素问·玄机原病式》载鼻鼽，很类似于变应性鼻炎。刘完素在《素问·病机气宜保命集》中提出了"耳聋治肺"的观点。《丹溪心法》论眩晕。

《世医得效方》将喉风补充为十八证。薛己《口齿类要》是迄今为止较早的一本咽喉口齿科专书，书中论述了十二类咽喉口齿科疾病，首载茧唇治疗不当会成翻花败症，这是对唇癌的比较明确的认识，薛己主张应整体论治咽喉口齿科疾病。

《解围元薮》是关于喉麻风的第一篇论著。《红炉点雪》首论喉结核。《景岳全书》首载咽喉的梅毒和瘟疫病，并记载了鼓膜按摩法。《外科正宗》载有鼻息肉的摘除方法。曹士衍《保生秘要》详细论述了引导、运动治病之法。

李时珍《本草纲目》载有800多种药物治疗耳鼻咽喉口齿等五官病。王肯堂《证治准绳》列有耳病、鼻病、咽喉病、口病、齿病、唇病等七类，以分科论治，用内治、外科手术缝治。

清代政府又将咽喉科和口齿科合并，但民间没合并。吴谦等人著《医宗金鉴》载有耳鼻咽喉口齿科疾病约50多种，首载耳痔、耳挺、耳蕈等病，对脓耳有更详尽的论述。张宗良《喉科指掌》首载用压舌板检查咽喉。

《喉科秘钥》记载用光学知识检查咽喉。《重楼玉钥》首先提出用养阴清肺汤治疗白喉。清代对疫喉有了比较完善的治法。解放后该科得到较快发展。

第二章 耳鼻咽喉口齿的生理功能及特点

第一节 耳的生理功能及特点

耳司听觉闻五音，关系密切心与肾，
耳主平衡辨体位，气血肾肝脏腑正。

注

耳的生理功能有两个：1. 司听觉，闻五音。2. 主平衡，辨体位。

耳司听觉的功能与心肾关系最为密切。耳主平衡的功能有赖于气血充沛，肾精的充沛和肝的疏泄条达和各脏腑功能的正常。

第二节 鼻的生理功能及特点

鼻肺呼吸通天气，鼻主嗅觉辨五气，
鼻司清化御邪毒，能助发言通肺气。

注

1. 鼻属肺系，是肺系的门户，通天气，即与外界相通，吸纳天地之精气，以卫养五脏，有调节呼吸之气的温度和湿度的作用。

2. 鼻与肺心关系密切，鼻主嗅觉，辨“辛燥焦香腐”五气。

3. 鼻为肺窍，外通天气，是人体抗御外邪侵袭的藩篱；鼻司清化、御邪毒，能温润吸入的清气，清肃与驱逐外邪。

4. 鼻通肺气，助发音，声音出于喉，声音由口鼻、会厌、唇舌的开阖共鸣，形成洪亮清晰的语声。

第三节 咽喉的生理功能及特点

咽喉吞咽行水谷，共鸣发音有声户，
管理开阖行呼吸，保护气道防邪毒。

注

1. 咽喉司吞咽、行水谷，是指水谷饮食经过咀嚼后，必须经过咽的吞咽运行才能进入食管下达胃腑，因此咽司吞咽的功能与脾胃关系密切。

2. 咽喉能发音共鸣是喉咙内有声户。声户是发音的主要器官。声音的强弱与肺肾关系密切，声音的有无与心肺关系密切。心主神志，心为声音之主；肝主疏泄主筋，而声户属筋，肝气条达，气机升降有序，筋有所主，则声户发声功能正常。

3. 咽喉司开阖，行呼吸，需脏腑功能正常。

4. 咽喉保护气道，防御邪毒，咽喉为肺胃之所系，六淫、疫疠之邪从口鼻而入，必经过喉关，而喉关是防御邪毒的藩篱。

第四节　口齿唇舌的生理功能及特点

口摄食物磨谷物，分泌津液消化助，
口辨五味助语音，构支架靓面容著。

注

1. 口唇齿舌主迎粮，摄入食物，磨碎谷物，依赖于脾气健旺，肾精充沛，心气与血脉之调和。

2. 口腔的金津、玉液分泌涎液以助脾胃消化，与脾主运化水谷，化生气血的功能密切相关。

3. 舌辨五味、知五谷，与心脾关系密切。口、唇、齿、舌助发音，使语声清晰流畅。

4. 口的上、下颌骨构成口腔支架，周围肌肉构成口腔外形，上能保护大脑器官，又有靓丽面容的功能。

第三章　耳鼻咽喉口齿与脏腑经络的关系

第一节　耳鼻咽喉口齿与脏腑的关系

一、耳与脏腑的关系

耳肾心肝胆肺脾。耳肾窍水表里应，
肾亏眩晕耳鸣聋，精脱肾虚患耳病。
耳心客窍心主神，心肾相交听聪明，
耳病治心补心血，滋肾清心宁心神。
耳后胆经肝络耳，肝胆火犯耳鸣聋，
痛脓眩晕耳肿胀，气逆窍闭治胆通。
耳与肺气两相通，耳病补肺宣疏风。
耳中脾经络脉入，耳病眩晕耳胀脓。

注

耳与脏腑的关系为：耳是肾的外窍，与肾、心、肝胆、肺、脾关系密切。

1. 耳与肾：肾主耳，耳为肾之窍，耳为肾之官；耳与肾同属水，属表里相应。肾精亏损则眩晕，耳鸣，耳聋，耳内长期流脓、耳内胀塞感，因此精脱肾虚则患耳病。故耳病从肾论治，用滋肾填精、滋肾降火、温肾利水等法治之。

2. 耳与心：心寄窍于耳，耳为心之客窍。心主神明，耳司听觉，受心之主宰。心主火，肾主水，心肾相交而水火相济则听觉聪明。耳病治心当补心血、滋肾宁心，清心开窍，宁心安神。

3. 耳与肝胆：足少阳胆经循耳后，肝之络脉络于耳，肝胆互为表里，肝为肾之子，肝肾精血同源，肾主耳，故肝肾亏虚则耳鸣耳聋，耳眩晕；肝胆之火犯耳窍则耳胀，耳肿，耳痛，耳流脓，耳鸣耳聋，耳眩晕。

因此，耳病从肝胆论治。从肝论治则清肝泻火，疏肝解郁，平肝息风，滋补肝肾等；从胆论治则和解少阳，行气通窍，清利肝胆湿热，气逆窍闭治胆可通。

4. 耳与肺气相通。肺之气，肺气贯于耳，肺与肾金水相通，故肺与耳的功能关系密切。故有些耳病从肺论治，用补益肺气、疏风宣肺等治法，或将肺肾同治。

5. 耳与脾：脾经之络脉入耳中。脾为后天之本，脾健升送精微荣耳，脾失健运则生耳病，如耳胀、脓耳、耳眩晕等，耳病从脾论治则用补脾益气，健脾利湿，益气升阳等治法。

二、鼻与脏腑的关系

鼻为肺窍相协调，输宣温润益气表。
鼻与脾胃鼻准脾，湿热疮烂涕黄瞧，
健脾祛湿泻伏火，补中益气摄血疗。
胆上通脑下通鼻，胆与鼻梁两侧应。
肝与鼻梁正相应，肝胆热盛患鼻病。

肝火鼻衄嗅觉异，清肝湿热养肝阴。
鼻肾间接相络属，鼻窍得养肾精注，
肾虚鼻鼽鼻槁衄，温补肾阳滋肾助。
鼻为心肺之门户，心脏主嗅脉神明，
心火肺病患鼻病，活血清心补脾心。

注

1. 鼻与肺：鼻为肺之窍，又为肺之官，肺主鼻，肺气通于鼻，肺气充沛则肺鼻互相协调，完成其生理功能。肺主宣发肃降，肺气清利则嗅觉灵敏。肺的功能失调则鼻病，鼻病亦影响肺的宣发肃降功能，故鼻病从肺论治：疏风宣肺，温补肺脏，养阴润燥，益气固表等。

2. 鼻与脾胃：鼻的准头属脾土，两鼻翼与胃相应。脾胃功能正常则鼻的津血充盈而生理功能正常。脾胃病致鼻病。脾胃湿热引起鼻前庭红赤烂，鼻疮，鼻涕黄稠，当健脾祛湿，泻脾胃伏火，补中益气，益气摄血等治疗。

3. 鼻与肝胆：胆为奇恒之府，上通于脑，脑为髓海，下通于鼻，胆与鼻梁两侧相应，肝与鼻梁相应，肝胆的病理表现为肝胆热盛，如鼻衄。鼻病从肝胆论治，当清泻肝胆湿热，滋养肝阴等。

4. 鼻与肾：鼻与肾通过督脉而间接络属，鼻靠肾精上注滋养而生理功能正常。肾阴虚，虚火上灼则鼻槁、鼻衄。鼻病从肾论治，当温肾阳、滋肾阴等。

5. 鼻与心：鼻为心肺之门户，心主嗅，与心主血脉和主神明的功能有关，心火亢盛或心肺有病则引起鼻病。鼻病从心论治，当活血祛瘀，清心泻火，补益脾心等。

三、咽喉与脏腑的关系

喉为肺苗音呼吸，肺虚津亏咽喉疾，
疏风宣肺清热毒，清肺养阴补肺气。
咽吞胃纳脾胃腐，脾胃实热咽喉肿，
清泻胃火养胃津，补中利膈大便通。
咽喉肾脏直间属，肾阴虚火咽喉病，
咽喉病变声音哑，阴火温阳滋肾阴。
咽与肝为肝之使，猝然发瘖肝病起，
疏肝解郁清肝火，行气化痰从肝治。

注

1. 咽喉与肺：喉为肺之苗，下接气道，与肺相通。肺司呼吸，喉为气道，互相配合，共同完成呼吸运动和语言声音。肺脏虚损，气津亏损不足引起咽喉疾病。从肺论治当疏风宣肺。如风邪袭肺，或清热解毒以治肺经热盛；肺气虚弱当补益肺气，阴虚肺燥当养阴清肺。

2. 咽喉与脾胃：咽主吞咽，胃主受纳，脾胃主腐熟水谷。脾胃实热，上攻咽喉则咽喉红肿疼痛，甚则吞咽困难。咽喉病从脾胃论治，当清泻胃火、养胃生津、补中益气、利膈通便等。

3. 咽喉与肾：有直接和间接的络属关系（直间属），肾为声音之根，肾精充沛，水升火降，则咽喉清利，声音洪亮清楚。肾阴虚则咽痛，声音嘶哑。咽喉疾病从肾论治，当滋养肾阴，温补肾阳，引火归元等。

4. 咽喉与肝：咽为肝之使，肝气条达则咽喉的生理功能正常。猝然发瘖因肝病所致。咽喉病从肝论治，当疏肝解郁，清泻肝火，行气化痰等。

四、口齿与脏腑的关系

口齿唇舌联脏腑，脾胃大肠心肝肾。

脾气通口知五谷，口齿口唇查脾病，
舌为心苗知五味，牙肾膀肝详查病。

注

口齿唇舌与脾胃、大肠、心、肝、肾的关系密切。

1. 口齿唇舌与脾胃：口为脾之外窍，脾气通于口，脾和则口能知五谷。临床上观察口唇的变化来诊查脾胃病。

2. 口齿唇舌与心：舌为心之苗窍，为心之官，心和则舌能知五味。

3. 口齿唇舌与肾：肾为五脏六腑之根，肾主骨生髓，齿为骨之余。肾的病变可影响口齿。肾精虚衰则齿失所养而牙齿疏松动摇，肾虚则齿病。口齿唇舌与肝、膀胱也有一定联系，肝、膀胱病变可引起口齿唇舌发病。

第二节　耳鼻咽喉口齿与经络的关系

耳有七条经脉联，心膀大小三胃胆。
鼻十二经大小三，督任跷膀胃心肝(胆)。
咽喉十六经脉联，肺心大小包肝胆，
任冲阴维阴阳跷，脾胃三焦肾脏联。
口齿十条冲任督，脾胃大小三肾肝。

注

请与《针灸学四易歌诀》的相关内容互参。

1. 耳有7条经脉直接循行于耳：心、膀胱、大肠、小肠、三焦、胃和胆经。

2. 鼻有12条经脉互接循行于鼻：大肠、小肠、三焦、督脉、任脉、阴跷脉、阳跷脉、膀胱、胃、心、肝和胆经。

3. 咽喉有16条经脉直接循行于咽喉：肺、心、大肠、小肠、心包、肝、胆、任脉、冲脉、阴维脉、阴跷脉、阳跷脉、脾、胃、三焦和肾经。

4. 口齿唇舌与10条经脉关系极为密切：冲脉、任脉、督脉、脾、胃、大肠、小肠、三焦、肾和肝经。

第四章　耳鼻咽喉口齿疾病的病因病机

第一节　耳鼻咽喉口齿疾病的主要病因

耳鼻喉口六淫侵，时邪疫疠异气侵，
外伤致病异物伤，劳倦内伤情志病，
饮食伤害痰饮瘀，官窍疾病相传病。

注

耳鼻咽喉口齿病的外因为：风、寒、热、湿、燥邪，时邪疫疠，异气，外伤，异物所伤致病。内因为劳倦内伤，情志致病，饮食所伤，痰饮瘀血，官窍疾病相传致耳鼻咽喉口齿病。

第二节　耳鼻咽喉口齿疾病的主要病机

耳鼻喉齿患实证，脏腑火热外邪侵，
气滞血瘀痰湿结。虚证脾胃肺肾损。
虚实夹杂耳面瘫，鼻渊耳胀脓肿病，
喉痛牙痛牙咬痛，颃颡舌菌咽喉菌。

注

各种致病因素引起脏腑功能失调，导致耳鼻咽喉口齿的病变分为实证、虚证和虚实夹杂证。实证见于外邪侵袭，脏腑火热，气滞血瘀，痰湿困结等。

1. 外邪侵袭导致伤风鼻塞，耳胀，喉痹，唇风，牙痛等。风热夹湿致旋耳疮，鼻疳等。燥邪犯肺致鼻槁。时行疫疠致白喉等。

2. 脏腑火热，如肺经蕴热致鼻疳，鼻鼽，鼻衄等。胃腑积热致耳疖，耳疮，脓耳，耳鸣耳聋，鼻渊，鼻衄等。心火上炎致鼻衄，口疮等。热入心包可致黄耳伤寒等。

3. 痰湿困结致耳廓痰包，舌下痰包，鼻痰包，鼻菌，梅核气，咽喉瘤，咽喉菌，舌菌，颃颡岩等。

4. 气滞血瘀见于耳损伤，鼻损伤，咽喉损伤，口齿损伤等引起的外伤性血瘀。气滞血瘀致耳胀，耳聋，耳鸣，鼻窒，喉瘖，咽喉瘤，咽喉菌，颃颡岩，唇菌，舌菌等。

虚证以肺脏虚损，脾胃虚弱，肾脏亏虚多见。

1. 肺脏虚损：肺气虚，卫外不固致鼻鼽。肺气虚无力鼓动声门致声疲，喉瘖。肺阴虚致鼻槁，喉痹，乳蛾，喉癣，牙宣等。

2. 脾胃虚弱而清阳不升致耳鸣，耳聋，耳眩晕。脾气虚弱无力鼓动声门则喉瘖。脾气虚弱而失于摄血则声疲，鼻衄。脾胃虚弱而化源不足则鼻鼽。

3. 肾脏亏虚而肾精失于濡养则耳鸣，耳聋，耳眩晕。肾阴虚则鼻槁。肾阴虚而虚火上炎则鼻衄，喉痹，喉瘖，喉癣，牙松牙痛，牙龈萎缩等。肾阳虚而寒水上犯则耳眩晕。肾阳虚而鼻失温养则鼻鼽。

第五章　耳鼻咽喉口齿科的辨病与辨证

耳鼻咽喉口齿科的检查条件及要求简述

耳喉检查百瓦灯，光源高耳十二十。
四十度查上牙，下牙平时平于地。

注

耳鼻咽喉口齿检查有几点要特别注意：

1. 室内要安静，空气清新，光线稍暗。

2. 耳鼻咽喉科专用灯常用带灯罩的100W白炽灯。冷光灯为较佳光源。光源放置在受检者头部侧后方，略高于受检耳部，与耳相距10～20cm。

3. 检查上颌牙时应使上颌牙的𬌗平面与地面约成45°角，其高度稍高于医生的肘关节。检查下颌牙时，使下颌牙的𬌗平面与地面平行，其高度与医生的肘部相平(留心口诀含义)。

第一节　耳鼻咽喉口齿部四诊

(一)耳局部四诊

1. 耳朵局部望诊

望诊耳郭周对称，形态大小位畸形，
厚薄荣枯和高低，增厚红肿溃烂损，
瘘口渗液赘生物，结痂瘀斑疮疤痕。
外耳道肿新生物，耵聍异物分泌情，
有无狭窄和塌陷。鼓膜望诊锤骨柄，
分清紧张松弛部，色泽鼓脐光锥情，
鼓膜外凸或凹陷，瘢痕气泡和液平，
有无疱疹肉芽变，穿孔位置大小形，
鼓气镜查鼓膜动，透光CT磁共振。

注

顺诀释义为：望诊耳郭和耳周：望诊两侧耳郭是否对称，耳郭形态、大小、位置、有无畸形，耳廓厚薄、荣枯、高低。耳郭皮肤有无增厚、红肿、溃烂、破损、瘘口、渗出液、赘生物、结痂、瘀斑、疮毒、疮痕等。

望诊外耳道有无红肿，新生物，耵聍，异物，分泌物等。外耳道有无狭窄和塌陷。有无鼓膜外凸或凹陷，瘢痕、气泡和液平线，有无疱疹，肉芽等改变，鼓膜穿孔的位置、大小、形态。鼓气耳镜查鼓膜活动情况。必要时作X线、CT和MRI(核磁共振)检查。

2. 耳郭的闻诊、问诊、切诊

嗅诊耳内泌物味，听耳鼓气通气声，

时间持续间歇性，响度音调诱发因，
意识清晰与听力，旋转眩晕呕恶心，
检查听力损失度，性质中耳功能等。
问诊耳鸣聋眩晕，耳痛性质耳瘘情，
触诊耳郭周耳道，结块肿胀柔软硬，
新生物与活动度，波动感与按压疼。

注

耳郭要闻诊耳道内分泌物的气味，如有脓液要闻诊秽腥恶臭味等。在咽鼓管吹张术后要听诊鼓气声，通气声，要听诊了解患者听力损失程度、性质及其中耳功能状况。

耳郭问诊耳聋，时间的长短，有无耳聋相关的全身性疾病如糖尿病、肾病等。

耳鸣要问发作时间，持续性和间歇性，耳鸣响度及音调，诱发加重的因素及听力情况。

问诊眩晕的发作特点，是否旋转性眩晕，是否伴恶心呕吐，意识清晰状况，眩晕发作时是否伴有耳鸣耳聋，有无类似的发作史等。

问诊耳痛的时间长短、性质、是否伴有耳漏，挖耳史和污水入耳史。

切诊耳郭、耳周及耳道，按压有无疼痛，臖核、结节、肿胀、新生物的软硬程度、活动度、有无波动感或压痛感等。

(二)鼻局部四诊

望诊外鼻鼻前庭，外鼻红肿歪畸形，
鼻翼是否有煽动，鼻窦隆起红肿情，
鼻前庭肿糜烂溃，皲裂结痂鼻毛等。
望诊鼻腔内黏膜，鼻甲肿肥息肉变，
鼻道异物肿物泌，鼻中隔偏血孔烂，
鼻涕留处色质量。嗅诊鼻中气味变。
听诊鼾声喷嚏声，闭塞开放性鼻音。
问诊鼻塞单双侧，交替时间诱发因。
鼻涕是否带血丝，流涕时间量色质。
问诊嗅觉障碍情，鼻头痛时痛性质。
触诊外鼻痛凹陷，疖肿囊肿硬结质，
触诊肿大新生物，活动度和软硬比。

注

1. 望诊

望诊外鼻的形态改变没有，是否有红肿、歪斜、畸形。鼻翼是否有煽动。鼻尖表面是否隆起、红肿。望诊鼻腔内黏膜的色泽及形态是否改变。望诊鼻甲有无肿胀，肥大，萎缩，息肉样改变等。望诊鼻中隔是否偏曲、出血、穿孔、糜烂等。望诊鼻道有无异物，息肉、肿物及分泌物存留。

望诊鼻涕的颜色、质、量、潴留部位等。

望诊鼻出血的部位、出血缓急及色泽和血量等（未编入口诀）。

2. 闻诊

嗅诊鼻呼气时的气味有无异味、腥臭味等。

听诊鼻息的声音，鼾声，喷嚏声，有无闭塞性或开放性鼻音。

3. 问诊

问诊鼻塞是单侧、双侧、交替性鼻塞；鼻塞发生的时间、持续性或间歇性；鼻塞发生的原因和诱发加重的因素。

问诊鼻涕的量、色、质、异味或是否带血丝，流涕时间的长短，有无鼻后滴漏感，是否象涕流不断样感。

问诊鼻出血的情况，如鼻衄时间、久暂、缓急、体位改变等。

问诊嗅觉障碍发生的时间长短和诱发因素，有无嗅幻觉、嗅倒错等。

问诊鼻痛，头痛的部位，疼痛性质，时间等。

4. 切诊

触诊鼻外部要触压鼻根，鼻部，颧，额及两侧目内眦，有无按压痛、骨擦音、凹陷、疖肿、囊肿、硬结的程度和硬质。

触诊鼻腔内肿大的新生物时，要查其活动度、软硬质的程度。

（三）咽喉局部四诊

望诊鼻咽各部位，对称充血肿隆形，
结块分泌新生物，粗糙出血溃烂情，
口腔溃疡干燥肿，咽侧索有无增生，
有无颗粒状突起，腭扁桃体肿脓病，
前后腭弓悬雍垂，软腭有无异常等。
舌根会厌梨状窝，有无异物物新生，
会厌活动度囊肿，黏膜充血肿胀症，
皲裂声带和室带，有无肥增物新生。
喉部对称正中否，肿胀疤痕和畸形，
呼吸困难三凹征。嗅诊腐臭气味等，
听诊嗓音毛沙哑，洪亮喘鸣咳嗽声。
问诊咽喉异物感，疼痛发音吞咽情，
咳嗽特点痰量色，呼吸有无喉鸣音，
有无气急气促短，呼难活动体位等，
触诊颈部肿痛块，大小活动软硬度。
咽喉触诊红肿痛，喉核以及分泌物，
推移度和摩擦感，增殖物和新生物。

注

1. 望诊：要望诊鼻咽部各部情况，两侧结构是否对称，有无充血、红肿、隆起；有无结块、分泌物、新生物；黏膜是否粗糙、充血出血、溃疡、糜烂等情况。

望诊口腔腭扁桃体是否红肿、化脓。望诊前后腭弓、悬雍垂及软腭有无异常。望诊舌根部、会厌谷、梨状窝有无异物、新生物等。

要望诊会厌的活动度，有无会厌囊肿，会厌黏膜是否充血、肿胀等，及皲裂、声带和室带的活动情况，有无肥厚增生、新生物等。望诊喉部的对称性、是否居中，有无肿胀、疤痕和畸形，如呼吸困难者有无三凹征。

2. 闻诊：要嗅诊咽喉部，有无腥臭味、腐臭味。

听诊嗓音有无毛、沙、嘶、哑等情况，嗓音是否洪亮，有无喘鸣音，咳嗽声，是否清脆，有无犬吠样咳嗽声等。

3. 问诊：要问诊咽喉有无异物感，问疼痛的时间、规律、部位和疼痛性质，是否有放射性痛。要问诊吞咽情况：吞咽不利、困难、呛咳等，空咽与进食吞咽的不同感受。

要问诊发音情况。问诊咳嗽特点，痰的量、色、质。要问诊呼吸时有无气急、气促、气短，有无哮鸣音，呼吸困难与活动及体位的关系。

4. 切诊：要触诊颈部有无肿胀、疼痛、包块、臖核的大小，软硬度，触压痛等。要触诊咽喉肿块的硬度，活动度，红肿疼痛情况，是否成脓。要触诊按压喉核有无分泌物。要触诊喉体的推移情况，判断喉关节有无摩擦感，有无增殖物、新生物等。

(四)口齿唇舌局部四诊

望诊牙龈牙色形，口唇判断脾胃病，
口唇色泽和形态，舌质荣枯色泽等，
舌苔厚薄质地色，胖瘦芒刺老裂纹。
口中气味判预后，病情性质可助诊。
闻诊语音呼吸音。口齿问诊久暂病，
初起病急实与热，久病缠绵寒虚证。
疼痛时间部位性，轻重冷热喜恶等。
口病溃烂肿脓血，口内异味病位性。
触诊口齿病部位，范围形状压痛硬，
热感活动波动感，联系全身病变诊。

注

1. 口齿唇舌的望诊

望诊牙齿及牙龈的色泽和形态变化。

望诊口唇的颜色、润泽及形态可判断脾胃病变。

望诊舌质的荣枯和色泽等。

望诊舌苔的薄厚，质地和颜色。

望诊舌态的胖瘦、芒刺、老嫩和裂纹等。

2. 闻诊

闻诊要嗅口中的气味、异味以判断预后、病情、性质。闻诊语音和呼吸音。

3. 口齿唇舌的问诊

问诊发病的久暂，初起发病较急，病程短，多为实证、热证。久病则病程长病势缠绵难愈，多因脏腑亏损，常为寒证，虚证或虚实夹杂证。

问诊口齿唇舌疾病疼痛的时间、部位、性质、轻重及对冷热的喜恶等。

问诊其溃烂红肿是新发还是反复发作，有无红肿、溃脓渗血等。

问诊口味，口内异味可查病位、病性等。

4. 切诊

触诊口齿唇舌病变的部位、范围、形状、压痛、硬度、热感、活动感、波动感等。总之，诊断口齿唇舌的病变常常要联系全身病变去综合诊断。

第二节　耳鼻咽喉口齿科的八纲辨证

一、表里辨证

1. 表证

耳鼻咽喉表邪侵，肺失宣降清窍病，
常见苔白脉搏浮，恶寒发热头身疼。
猝然耳鸣听力障，耳胀闷堵流脓疼，
鼻塞流涕嗅觉碍，鼻齆气粗咽喉疼，
吞咽不利声嘶哑，口齿唇舌肿胀疼，
牙龈红肿痛痒烂，牙痛遇风疼痛增。

注

耳鼻咽喉口齿科的表证是因外邪侵袭而壅遏肺系，肺失宣降，清窍不利的病症，常兼恶寒发热，头身疼痛，苔白，脉浮。表现为猝然耳鸣，听力下降，耳内胀闷堵塞感，耳道流脓，耳窍疼痛。

鼻病则见鼻塞，鼻涕量多，嗅觉障碍，鼻齆气粗。

咽喉则见咽喉疼痛，吞咽不利，声音嘶哑。

口齿唇舌肿胀、疼痛，牙龈红肿、疼痛、糜烂，压痛遇风更痛等。

2. 里证

耳病里证听力减，耳鸣耳脓头晕眩。
鼻塞鼻臭新生物，喷嚏涕多鼻腔干。
咽喉肿痛吞呼难，痰涎壅感异物感。
口腔黏膜肿烂萎，牙松痰包疮毒患。

注

耳鸣，听力减退，耳道流脓量多而缠绵难愈，头晕目眩。

鼻病则鼻塞日久，鼻气臭，鼻道内有新生物，喷嚏频频，涕多或鼻腔干燥。

咽喉肿痛，吞咽，呼吸困难，痰涎壅塞感，咽部异物感。

口腔黏膜或龈肉红肿，溃烂疼痛或龈肉萎缩，牙齿松动，舌下有痰包，舌上疮毒等。

二、寒热辨证

1. 寒证

寒证耳道脓稀清，目眩头晕耳聋鸣。
鼻痒鼻塞喷嚏频。咽喉沙哑痰涎清，
牙痛龈红遇寒重，恶寒无汗脉浮紧。

口腔黏膜溃烂暗，苍白不肿色泽淡。
牙龈瘘管久不愈，腐骨排出脓稀淡。
口唇红肿色淡痒，舌动不利清稀涎。
㿠白苔白脉沉软，腰膝冷痛肢冷寒。

注

耳：寒证则见经久不愈。耳道流脓稀清，头晕目眩，耳聋耳鸣。

鼻：寒证见鼻痒，鼻塞，喷嚏频频。

咽喉：寒证则牙齿疼痛，牙龈淡红无肿，患处遇寒加重，伴恶寒无汗，舌苔薄白，脉浮或浮紧。

口腔：寒证则口腔黏膜溃烂，溃点紫黯，患处四周苍白不肿，色泽淡白。

牙龈：寒证则牙龈瘘管久不愈合，腐骨排出，脓液清稀而淡。

口唇：寒证则口唇肿，色淡发痒，舌伸缩运动不利，涎液清稀。

寒证全身表现为：面色㿠白，苔白舌淡，脉沉软无力，腰膝冷痛，肢冷形寒等。

2. 热证

耳病热证流黄脓，脓质黏稠痛拒按。
鼻痛拒按鼻涕黄，鼻光血肿出血见。
咽喉剧痛舌咽难，口黏膜肿痛痒烂，
恶风发热口干渴。牙龈肿痛是冷减，
舌肿本硬语言难，热渴气粗心躁烦。

注

热证兼见全身发热，心躁心烦，口渴饮冷，口气热臭，面赤气粗，舌红苔黄脉数等。

耳：热证则见耳窍疼痛拒按，耳道流脓色黄而黏稠。

鼻：热证则见鼻尖、鼻翼、鼻前庭疼痛拒按，鼻涕色黄而稠，鼻充血红肿，鼻塞头痛，鼻窍出血量多，血色深红。

咽喉：热证则咽喉剧痛，吞咽困难。

口：热证则见口腔黏膜红肿，痛痒，或溃烂，兼恶风发热，口干渴，舌红苔薄，脉浮数。

牙龈：热证则牙龈肌肉红肿疼痛，遇冷减轻，遇热加重。

舌：热证则见舌肿木硬，语言不利。

三、虚实辨证

1. 虚证

耳病虚证听力减，眩晕流脓病缠绵。
鼻塞流涕遇寒重，喷嚏鼻塞鼻血淡。
说话费力声嘶哑，喉干灼热多痰涎。
口腔黏膜色白烂，黏膜蓝白色斑点，
牙龈淡红牙龈血，牙松龈露生牙慢。
消瘦酸硬面无华，自汗乏力气短懒。

注

虚证则全身可见消瘦，酸软，面色无华，自汗乏力，气短懒言，舌淡苔白，或舌质红，少苔，脉细无力等。

耳:虚证则听力减退,头晕目眩,耳道流脓经久不愈。

鼻:虚证则见鼻塞涕,清稀,遇冷加重,喷嚏阵发,鼻窍流血,血色淡红。

咽喉:虚证则见咽喉干燥,灼热不适,痰涎增多,说话费力,声音嘶哑。

口:虚证则口腔黏膜色白、溃烂、日久不愈,或黏膜上蓝白色斑点。

牙:虚证则见牙龈淡红不肿,牙龈出血量少不止,或牙齿松动,牙龈宣露,或小儿牙齿生长缓慢等。

2. 实证

耳病实证胀流脓,鼻塞涕稠气臭腥。
咽痛吞难声嘶哑。鼻衄量多血色深,
牙痛口渴又发热,口腔黏膜溃烂疼,
口唇红肿舌下肿,烦怒气粗痰壅盛。

注

实证则全身见心烦易怒,面赤气粗,痰涎壅盛,舌红苔腻脉数有力。

实证则耳胀闷,耳流脓。鼻塞流涕黏稠而腥臭。鼻衄出血量多,血色深。

咽喉疼痛,吞咽或呼吸困难,声音嘶哑。

牙痛红肿,口渴发热。口腔黏膜溃烂疼痛。口唇红肿,舌下肿胀如球,按之柔软。

第三节 耳鼻咽喉口齿科的脏腑辨证

一、肾病辨证

耳病肾阴虚聋鸣,耳内流脓目眩晕。
鼻燥少津鼻衄血。咽干异物嘶哑音。
牙松口干齿衄血。烦躁便秘软头晕。
肾阳虚寒耳聋鸣,耳脓臭秽时眩晕。
鼻塞头痛遇寒重,黏膜苍白喷嚏清。
咽喉不适声嘶哑,微微干燥不欲饮。
口腔溃疡灰白色,牙松牙痛怕寒冷。
阳痿头晕尿清长,腰膝酸软肢不温。

注

肾阴虚:

耳:失于滋润濡养则耳聋耳鸣,耳内流脓经久不愈,目眩头晕。

鼻:鼻腔干燥少津,不定时发生,鼻衄血量少。

咽喉干燥,灼痛,异物感,声音嘶哑,说话费力,不能持久等。

牙口:牙齿松动,时发齿衄,口舌干燥。

肾阴虚失于滋润濡养在全身表现为五心烦热,便秘,腰膝酸软,头晕,舌红少苔,脉细数。

肾阳虚:

肾阳虚失于温煦则表现为寒(虚寒)。

耳鸣耳聋,耳道流脓臭秽,时发眩晕。

鼻塞头痛,遇寒加重,鼻腔黏膜苍白,喷嚏频频,清涕不止,涕流量多。

咽喉不适，声音嘶哑，咽喉微微干燥不欲饮。

口腔溃疡面灰白，牙齿松动，牙齿疼痛，遇冷加重。

肾阳虚失于温煦可兼见阳痿，头晕，尿清长，腰膝酸软，四肢不温，舌淡脉沉弱。

二、肝病辨证

肝胆湿热耳灼痒，耳鸣哄哄臭脓黄，
耳痛拒按咬更痛，听力障碍湿热酿。
湿热鼻塞嗅觉碍，鼻涕稠黄头晕胀。
口苦心烦舌质红，脉搏滑数苔腻黄。
肝火耳胀鸣如雷，猝然失聪听力减，
耳流脓血耳窍痛，鼻衄涕稠鼻中干。
口舌生疮红肿痛，龈颊黏膜溃疡烂。
舌下肿胀两颊痛，咀嚼常被咬伤犯。
肝火烦怒恶心呕，苦干头痛晕目眩。
肝气郁滞耳鸣响，耳塞闷胀听力障，
咽喉梅核异物感，口唇肿烂菜花状，
溃口难愈反复发，龈腐齿落穿腮狂。
口唇肿块硬如茧，破溃如菌难言状。
肝气郁滞情抑郁，恶心干呕胸胁胀，
心烦易怒不调经，乳房少腹疼痛胀。

注

1. 肝胆湿热者则耳道灼痒，耳鸣哄哄，而窍流脓质稠色黄而臭，耳痛拒按，张口咀嚼时更痛，听力障碍。

肝胆湿热则鼻塞，嗅觉障碍，鼻涕稠浊、色黄量多，头昏头胀等。

肝胆湿热兼见全身口苦心烦，舌质红，脉滑数，舌苔黄腻。

2. 肝火上炎，上壅清窍则：耳鸣如雷，猝然失聪，听力减退，耳流脓、流血，耳窍疼痛。鼻衄量多势猛色深，鼻涕稠浊，鼻内干燥疼痛。口舌生疮，红肿疼痛，龈颊黏膜溃疡溃烂，舌下肿胀，两颊疼痛，咀嚼时常被咬伤。

3. 肝气郁滞则耳内鸣响，耳窍鼻塞闷胀，听力障碍。

咽喉梅核气，如异物感。

口齿：口腔、唇舌部位肿块坚硬，甚或腐烂如菜花状、菌状，溃口难愈反复发作，龈腐齿落，穿腮破唇，流脓腥臭，久不愈合。口唇肿块、质硬如茧，破溃如菌，难言之状。

肝气郁滞证在全身则表现为情志抑郁，恶心干呕，胸胁胀闷不适，心烦易怒，妇女月经不调，乳房或少腹胀痛，苔白，脉眩。

三、脾病辨证

1. 脾胃气虚证

耳鸣脾胃气虚患，耳内流脓听力减。
鼻塞喷嚏嗅觉碍，鼻衄头昏少气懒。
咽喉音喑声低倦。龈肉萎缩色泽淡，

流脓牙松牙根露，唇颊舌部溃疡烂。
消瘦晕眩面无华，便溏纳呆腹胀软。

注

脾胃为后天之本，气血生化之源。脾胃虚弱则清窍失养。可见：

耳：脾胃虚弱则耳鸣，耳内流脓，听力减退。

鼻：鼻塞、喷嚏，鼻涕多或清稀，嗅觉障碍，鼻衄，头昏头晕，少气懒言。

咽喉：音喑，语声低怯，声带疲倦。

牙、龈：龈肉萎缩，口腔黏膜色淡，牙齿松动，牙龈流脓，牙根显露，唇、颊、舌部溃疡糜烂。

脾胃虚弱则全身表现为：形体消瘦，头晕目眩，面色无华，便溏，纳呆腹胀，倦怠发软，舌淡苔白，脉弱。

2. 脾胃湿热证和胃火炽盛证

脾胃湿热耳痒痛，耳道流脓稠色黄。
鼻塞流脓嗅觉碍。咽喉异物感肿胀，
吞难口臭痰稠黄，口腔黏膜红肿胀，
腐溃流脓或流血，晕眩倦乏痞满胀。
胃火炽盛鼻肿痛，鼻干鼻衄涕稠脓。
咽喉肿痛连耳牙。口腔牙龈肿烂痛，
牙血牙痛遇冷减。烦渴气臭舌质红。

注

脾胃湿热则

耳道湿痒灼痛，耳道流脓质稠色黄。鼻塞，鼻涕浓稠量多，嗅觉障碍。

咽喉异物感，咽喉肿胀疼痛，吞咽困难，口气臭秽，痰多稠黄。口腔黏膜红赤、肿胀、腐溃流脓或流血。

全身症状表现为头晕目眩，困倦乏力，胸脘痞满闷胀，舌苔黄腻，脉濡数。

胃火炽盛则

鼻准、鼻翼或鼻前庭红赤肿胀、疼痛，鼻干燥，鼻涕脓臭而稠。咽喉肿痛连及牙齿和耳窍。口腔黏膜及牙龈红肿溃烂、疼痛，牙齿出血，牙痛遇冷减轻，遇热加重。

全身症状表现为烦渴引饮，口气热臭，心烦便秘，舌质红，苔黄，脉数有力等。

四、肺病辨证

外邪壅肺耳胀闷，耳如堵塞耳内鸣，
听音不真自听强，鼻鼽喷嚏鼻涕增，
吞咽不利嘶哑痛，寒热苔白浮数紧。
肺阴亏虚鼻干臭，涕少鼻衄血色深。
喉干嘶哑异物感，干咳痰稠痰血症。
肺气虚弱嗅觉碍，鼻塞喷嚏遇寒甚，
声沙声低说费力，气坠声喑无力症。
肺气虚弱易外感，皖白气短乏力人。
燥邪犯肺鼻灼痛，涕少干燥鼻衄血。
喉痛干痒声干沙，干咳少痰痰中血。

注

1. 外邪壅肺则耳胀闷不适，耳如堵塞，耳内鸣响，听音不真，自听声增强。鼻鼽，喷嚏时作，鼻涕增多，嗅觉减退。外邪壅肺则咽喉吞咽不利，声音嘶哑，咽喉疼痛；外邪壅肺的全身症状表现为恶寒发热，苔白或黄，脉浮数或浮紧。

2. 燥邪犯肺则鼻内灼痛，鼻涕量少而稠，鼻内干燥，鼻衄血；咽喉干燥发痒，疼痛，声音干沙，干咳少痰或痰中带血，全身可兼见舌红，苔黄少津，脉数。

3. 肺阴亏虚则鼻干灼热，鼻气腥臭，鼻涕量少而稠，鼻衄血色深红；咽喉干燥灼痛，声音嘶哑，有异物感，干咳痰稠，咳痰带血；全身可兼见肌肤不润，舌红少津，脉细数。

4. 肺气虚弱则嗅觉障碍，鼻塞不通，喷嚏时发，涕如清水，遇寒更甚；咽喉有异物感，声音嘶沙，声音低怯，说话费力，气坠声喑，音哑无力等表现；全身兼见易受外邪，面色皖白，气短乏力，舌淡脉弱。

五、脏腑兼病辨证

脾肾阳虚听力碍，耳内虚鸣耳流脓。
鼻塞鼻痒嗅觉碍，涕如清水喷嚏重。
咽喉不适咳喘痰，声低费力溃流脓。
晕眩皖白纳呆胀，腰膝少腹肢冷痛。
肺脾气虚嗅觉碍，鼻塞鼻衄痒头痛，
皖白气短乏力重。肺胃热盛吞咽痛，
声嘶咽喉红肿痛，热渴气粗痰鸣钟。

注

1. 脾肾阳虚则温煦失职，可见听力障碍，耳内虚鸣，耳道反复流脓，色淡质稀量多。鼻塞难通，鼻痒，嗅觉障碍涕如清水，喷嚏较重，咽喉不适，咳喘痰多，声低费力，咽喉肌膜腐溃流脓，浓稠或臭秽；全身兼见头晕目眩，面色皖白，纳呆腹胀，腰膝、少腹、四肢不温或冷痛，舌胖或舌淡嫩，舌苔白滑，脉沉弱。

2. 肺脾气虚则嗅觉障碍，鼻塞不通，鼻衄，鼻痒，头痛。全身兼见面色皖白，气短乏力较重。

3. 肺胃热盛则吞咽作痛，声嘶，咽喉红肿痛胀。全身兼见发热烦渴，呼吸气粗气促，痰鸣或痰鸣如钟，舌苔黄干，脉数有力。

第四节　耳鼻咽喉口齿科常见症状的辨病与辨证

一、耳病的常见症状辨证

1. 耳痛

耳痛眩晕痒鸣聋，鼓膜异常耳流脓。
耳疮初起微红肿，耳疖耳疮触按痛，
风热鼓膜微红胀，断耳疮红剧烈痛。
完骨红肿附骨疽，鼓膜炎脓鼓膜红。
耳头剧痛脓突变，壮热呕昏脓耳患。

注

耳的症状有耳痛，眩晕，耳痒，耳鸣，耳聋，鼓膜异常，耳流脓等7大症状。耳疮初起则耳郭微红微肿。耳疖耳疮则触按、牵拉疼痛。

风热外袭则鼓膜微红，耳胀或脓耳初起。断耳疮则耳郭局部红赤而剧烈疼痛。耳后完骨红肿为耳后附骨疽。外耳道疮疖则外耳道红肿剧痛。鼓膜炎或脓耳则鼓膜红赤。耳和头痛剧烈而耳流脓突然增多或减轻之变化，伴壮热呕吐、神昏谵语，多属脓耳变证，是火毒内盛攻犯心包的重证。

2. 耳脓

耳脓实证急脓黄，脓稠听力突然降，
热毒壅盛脓带血，肝胆火热脓色黄，
脾虚脓白脓清稀，肾虚脓黑污秽状。
脓多质稠阳热盛，虚实夹杂骨质伤。

注

耳流脓属实证者发病急，脓黄稠黏，听力突然下降。

热毒壅盛者脓中带血，肝胆火热上熏而患者流黄脓。脾虚、脾虚湿困者流脓白色而清稀。肾虚者流出黑腐污秽状脓液。虚实夹杂证则耳道溃脓伤及骨质。

3. 耳鸣耳聋

耳鸣突发热实证，外因风热湿邪侵，
肝胆痰火气滞瘀。耳鸣声低微虚证，
肝肾阳虚虚火炎，气血亏失濡养成。
虚证耳鸣音音调，低音调风肝热证。
听力突降热实证，内火风热湿所成。
虚证听力逐渐降，老年气血肝肾损。
高频听力明显降，气血不足肝肾损。
低频听力明显降，肝胆热盛邪风侵。

注

耳鸣爆发而鸣声大，为热证、实证，病因属外感风、热、湿邪，内因属肝胆之火上炎，痰火郁结或气滞血瘀所致。

耳鸣声低细微为虚证，常见肝肾阴虚，虚火上炎，或气血亏虚，耳失濡养而患耳鸣因肝肾气血亏虚或为高音调耳鸣。肝胆热盛或风邪外袭则见低音调耳鸣。

耳聋：听力突然下降为热证、实证，见于脏腑内实火上攻耳窍，或风、热、湿邪壅塞耳窍。肝肾亏虚、或气血亏耗，老年肾精不足者则听力逐渐下降，多属高频听力下降明显。肝胆热盛，或风邪外侵则低频听力下降明显。

4. 眩晕

肝阳眩晕耳鸣怒，面红目赤口干苦。
眩晕头胀呕恶倦，低音调鸣痰浊阻。
晕鸣心悸听力减，乏力气血两不足。
眩晕高音调耳鸣，酸软肾精亏不足。

眩晕流脓脓耳变，肝火黄脓耳痛剧。
久病脓稀脾湿困，肾亏豆腐脓湿毒。

注

眩晕伴耳鸣，急躁易怒，面红目赤，口苦咽干者多为肝阳上扰清窍。眩晕伴头胀头重，呕吐恶心，倦乏，低音调耳鸣，多属痰浊中阻。眩晕伴耳鸣，心悸，听力减退，乏力多为气血不足。眩晕伴高音调耳鸣，腰膝酸软多为肾精亏虚。眩晕伴耳道流脓为脓耳变证，多属肝胆火热，可见黄脓外流，耳部剧痛。耳久病脓稀属脾虚湿困。耳道流出豆腐渣样脓液多为肾元亏损，湿毒内困之证。

5. 耳痒

耳痒疼痛风热侵，耳痒麻胀风寒证。
风热湿痒肿烂水，血虚耳痒皮厚增。

注

耳痒而痛多属风热。痒麻胀多因风寒。风热湿邪则耳局部红肿，溃烂，渗出脂水。血虚则耳痒兼皮肤干燥起鳞屑，皮肤粗糙增厚。

6. 鼓膜异常

鼓膜微红血络显，耳胀脓耳风热犯。
鼓膜鲜红血络多，剧痛脓耳肝火炎。
鼓膜外凸黄亮点，脓耳化腐腐蚀患。
鼓膜外凸橘红色，积液气泡液平面。
瘀血内聚耳窍里，鼓膜外凸颜色蓝。
鼓膜增厚或萎缩，浑浊无华有钙斑，
这是耳闭脓耳久，气血不足之老年。
鼓膜外伤穿孔血，孔不规则不齐整。
紧张部孔圆椭圆，风热湿肝脾肺损，
松弛边缘部穿孔，常有胆脂瘤形成，
脓耳久病穿孔大，虚证虚实夹杂症。

注

鼓膜微红，周边血络显露，耳胀微痛，多为耳胀或脓耳初起，因风热所致。

鼓膜鲜红，周边血络布满，耳剧痛，多为脓耳，因肝胆火热上炎蒸腐耳窍。

如鼓膜外凸出现小黄亮点，为脓耳火热炽盛而化腐，腐蚀鼓膜所致。

鼓膜外凸呈橘红色，透出液平面或气泡，多为鼓膜积液，因湿浊内聚所致。

鼓膜外凸呈蓝色，多为瘀血内聚耳窍。

鼓膜增厚或萎缩，浑浊无华，有钙斑，为耳闭或脓耳病已久，或老年人气血不足者。

鼓膜穿孔因于外伤者穿孔带有血迹，鼓膜或者有充血。

鼓膜紧张部穿孔多呈圆形、椭圆形，穿孔边缘光滑，为风、热、湿邪上犯耳窍，或肝胆脾肺脏腑受邪所致。

鼓膜松弛部或边缘性穿孔，常有胆脂瘤形成，多为肾、脾虚损，邪毒蕴结，腐蚀肌骨所致。

脓耳急性发作，鼓膜穿孔较小，多属热证，实证。脓耳已久穿孔较大，多属虚证或虚实夹杂证。

二、鼻病的常见症状辨证

1. 鼻塞　鼻甲异常

鼻塞流涕甲异常，头痛痒衄嗅觉障。
风热鼻塞黏膜红，黏膜淡红风寒伤。
鼻渊鼻塞红肿胀，肺胆脾火痛涕黄。
鼻黏膜炎交替塞，肺脾下鼻甲肿胀。
鼻窒滞瘀凹凸硬，暗红下鼻甲肥胀。
阵发鼻塞喷嚏痒，肺脾肾虚鼻甲胀。
鼻塞萎缩鼻干燥，肺燥脾肾亏失养。
小儿单侧鼻塞脓，鼻腔异物染毒伤。

注

鼻病的常见症状有：鼻塞，流涕，鼻甲异常，头痛，鼻痒，鼻衄和嗅觉障碍。

风热则鼻塞，鼻黏膜红肿。风寒则鼻黏膜淡红肿胀。鼻渊则鼻塞较重，鼻黏膜色红肿胀，为肺、胆、脾、胃、火热上蒸鼻窍，还见头痛，鼻涕稠黄量多。

交替性鼻塞，鼻黏膜淡红色，下鼻甲肿胀，为肺脾气虚而邪滞鼻窍。鼻室则因气滞血瘀，见凹凸不平且质硬的下鼻甲肥大发胀。阵发性鼻塞，喷嚏流涕鼻痒，为肺、脾、肾虚引起鼻甲肿胀。鼻塞鼻黏膜萎缩，鼻腔内干燥，为肺燥，或肺阴虚失于濡养所致。

小儿单侧鼻塞，流污秽脓血涕，多为鼻腔内异物杂毒所伤。

2. 鼻涕　头痛

鼻涕性质色味量，清稀头痛表风伤。
鼻鼽阵发鼻流涕，肺脾肾虚阳气伤。
鼻渊肺胆脾胃热，剧烈疼痛额鼻梁，
颧部头部深处痛，鼻涕黄浊如脓样，
鼻涕带血上流下，量多鼻甲红肿胀。
鼻渊肺脾气虚证，涕黄兼白涕多量。
头昏头重头钝痛，黏膜色淡湿浊酿。
鼻槁鼻干涕黄绿，头痛阴虚燥邪伤。
鼻涕长流无感觉，久治不愈防癌伤。
鼻痛红肿又头痛，鼻疔外邪火毒攻。
高热头痛颜面肿，鼻疔走黄火毒猛。

注

根据鼻涕的性质，色泽，气味和涕量的多少进行辨证治疗。

风邪：鼻涕清稀，头痛，兼有表证，多属风邪所伤。

鼻鼽：流鼻涕已久，为阵发性流涕，多属肺、脾、肾虚，损及阳气，阳气不能上奉温化所致。

鼻渊：由肺、胆、脾、胃之热盛，上灼鼻窍，症见头痛剧烈，额头、鼻梁、颧部疼痛、或头的深处疼痛，鼻涕黄浊如脓样，或鼻涕带血，量多，鼻涕从上而下引流感，鼻甲红赤肿胀。

鼻渊由肺脾气虚引起湿浊上犯者则流鼻涕已久，鼻涕黏稠而黄或黏白量多，鼻涕从上而下引流感，鼻甲肿胀、鼻黏膜色淡。鼻槁则鼻内干燥，或干结成痂，久流黄绿色鼻涕，鼻腔宽大，头痛，为阴虚火燥邪所致。

鼻涕长流如水淌，流着鼻涕没有感觉，久治不愈，要防癌瘤之病。

鼻疔：鼻前庭及鼻尖高部红肿疼痛，伴头痛者考虑患鼻疔，由邪毒火热所致。

如引发高热，头痛，颜面红肿疼痛，为火毒势猛，疔疮走黄之险证。

3. 鼻痒

鼻痒外鼻前庭痒，肿痛拒按热毒伤。
痒红湿烂流黄水，风湿热邪之所酿。
鼻前孔痒粗糙干，脱屑血虚生风痒。
鼻痒喷嚏流清涕，鼻塞恶风风寒伤。
涕清如水喷嚏频，遇风寒发脏腑损，
表虚卫外不固证。软寒鸣聋肾阳损。
气短乏力面皖白，鼻痒肺气虚寒证。
鼻痒清涕大便溏，纳呆脾阳虚寒证。

注

外鼻及鼻前庭皮肤发痒，局部肿痛拒按，多为热毒所伤。

鼻痒而皮肤潮红，湿烂，流黄水者，为风、热、湿之邪所致。

鼻前孔皮肤发痒，粗糙结痂，干燥脱屑者多为血虚生风，风动发痒。

鼻痒，喷嚏时作，流清涕，鼻塞恶风者，多为风寒。

鼻涕清稀如水，喷嚏频频，遇风寒即发为脏腑虚损而鼻窍失养或表虚卫外不固证。

鼻痒伴腰膝酸软，肢冷形寒，耳鸣耳聋为肾阳不足。

鼻痒伴气短乏力，少气懒言面色皖白为肺气虚寒证。

鼻痒，诸涕时作，大便稀溏，纳呆腹胀，多为脾阳虚证。

4. 鼻衄

鼻衄鲜红热实证，量多胃肝胆热盛，
量多风热燥热伤。夜晚鼻衄阴虚证。
鼻衄渗血量不定，淡红气不摄血证。
鼻衄时发量不多，血红阴虚火旺证。
鼻衄后鼻流咽喉，血瘤阴虚肝火盛。

注

鼻衄血色鲜红，多属实证、热证。鼻衄血色鲜红量多，见于胃热、肝胆火热炽盛证，也见于风热或燥邪所伤。

夜晚鼻衄见于阴虚或气阴两虚证。

鼻衄渗血而出，每次衄血量多少不定，血色淡红，多属气不摄血证。

鼻衄时发时止，血量不多而血色红见于阴虚火旺证。

鼻衄血液从后鼻孔倒流入咽部，见于年轻人鼻咽部血管瘤，或老年人阴虚阳亢或肝胆火盛者。

5. 嗅觉异常

鼻病鼻塞嗅觉减，黏膜红赤风热犯，

黏膜淡白为风寒。嗅觉丧失七情犯。
嗅觉迟钝或消失，鼻涕清稀黏膜淡，
肿胀肺脾肾阳虚。枯萎肺肾脾病见。
鼻塞嗅觉进行减，鼻部息肉肿瘤犯。

注

鼻病初起，鼻塞，嗅觉减退，鼻甲肿大，鼻黏膜红赤者见于风热邪毒壅滞鼻窍。

鼻嗅觉丧失或失灵，鼻腔无明显异常变化者，多与七情所伤有关。

嗅觉迟钝或消失，鼻涕清稀，鼻黏膜色淡肿胀，见于肺、脾、肾阳虚，鼻失温煦润养所致。

鼻嗅觉消失，鼻黏膜干枯萎缩，鼻甲萎缩，见于肺肾阴虚或脾气虚弱，失于濡养所致。

鼻塞渐重，嗅觉进行性减退，见于患鼻部息肉或肿瘤者。

三、咽喉病的常见症状辨证

(一)咽喉红肿疼痛

咽喉红肿痛痒干，音异呼难异物感，
初病风热红肿痛。淡红微肿痛风寒。
咽喉剧痛红肿重，喉核颗粒声带肿，
邪热入里肺胃热，乳蛾喉痞喉痹痛。
咽喉剧痛发病快，红肿高突色深红，
肺胃火热毒壅盛，化腐成痈患喉痈。
微红肿痛为虚证，潮红微肿阴火证。

注

咽喉病常见咽喉红肿疼痛、咽干红痒，声音异常，呼吸困难，异物感。

1. 咽喉病初起，咽喉红赤肿痛多为风热。咽喉淡红微肿微痛多为风寒。风热、风寒常见于喉痹、乳蛾初期。

2. 咽喉剧痛红肿严重，喉核红肿，喉底颗粒红肿，声带红肿，多为血热入里、肺胃热盛，常见于乳蛾、喉痞、喉痹等红肿疼痛。

3. 咽喉剧痛，发病迅速，红肿起高突且色泽深红，是肺胃火热，热毒壅盛的湿热证。如红肿疼痛剧烈不减，可化腐成痈，发为喉痈。

4. 咽喉微红微肿微痛为虚证。兼潮热微红微肿微痛为阴虚火旺证。

(二)咽干焮痒、异物感、呼吸困难

咽喉风热咳痒痛，咽干灼热咽红肿。
肺肾阴虚干痒咳。痰瘀黏塞热暗红。
脾湿痰黏恶心闷。喉梗异物感严重，
饮食呼难查肿瘤，烦怒痰气交阻重。
吸气性的呼吸难，痰盛难言喉红肿，
声如拉锯汤水难，危证热毒痰浊壅。

注

咽喉病初期，因感受风热而见咽痒咳嗽，咽干，灼热，咽部红肿疼痛。

咽喉发干发痒，痰黏难咯，堵塞如有异物感，焮热感，喉底颗粒增多暗红，声带暗红，多为痰

瘀搏结于咽喉(痰瘀黏塞热暗红:注意顺诀释义)。

咽喉病已久,胸闷恶心,咽喉不利如痰黏着感,多为脾虚湿困。

咽喉异物感严重,饮食难下,呼吸不顺或困难,应查是否肿瘤堵塞。

如咽喉感觉有异物堵塞如梅核气,但不妨碍饮食和呼吸,伴抑郁多疑,心烦易怒者,多为肝郁气滞,痰气交阻较重者。

吸气性呼吸困难见于咽喉红肿疼痛,痰涎壅盛,语言难出,声如拉锯,汤水难下,多属危候,可窒息死亡。此证常见于热毒痰浊壅结咽喉之证。

(三)声音异常

声音异常喉肿痛,肺胃热盛发喉痛。
嘶哑声带红风热,肺热痰黄声带肿。
肺肾阴虚干咳痰。声音嘶哑干涩痛,
滞瘀痰凝息肉肥,语音低沉嘶哑重。
肺脾气虚话费力,气短乏力声嘶低。
妊娠后期声嘶哑,肺肾虚患子瘖疾。
气郁突然声嘶哑,口苦咽干胀满起。

注

声音异常,咽喉肿痛,语言不清,口如含物,见于喉痛因肺胃热盛所致。

风热犯肺则声音不扬,甚至声音嘶哑,声带红肿。

痰热壅肺则痰黄黏稠,声带红肿,声音嘶哑。

肺肾阴虚则声音嘶哑,咽喉干涩微痛,干咳少痰。

气滞血瘀痰凝则声带息肉或声带肥厚,语音低沉,声音嘶哑,有时嘶哑较重。

肺脾气虚则说话费力,气短乏力声音嘶哑低沉。

妊娠后期声音嘶哑,甚至不能发音,叫“子瘖”,因肺肾虚所致。

声音突然嘶哑,口苦咽干,胸肋胀满,舌质红,脉弦,而声带检查无异常,为七情气郁,肝气不舒。

四、口齿病的常见症状辨证

1. 疼痛

口齿疾病常疼痛,腐溃口臭流血脓。
口唇肿胀充血痛,拒按心脾热毒攻。
口唇干裂痛血热。心火肿硬红痒痛。
湿热口唇红赤烂,黄水浸淫又疼痛。
口唇糜烂是恶候,翻花如菌菜花痛。
胃火牙痛遇冷减,咀嚼不便遇热痛。
牙痛风寒遇热减。肾阴亏损牙松痛。
胃火龈肿红赤臭。湿热流脓红肿痛。
脾肾亏虚牙龈痛,枯萎松动时作痛。
心肝火热咬吞难,舌头疼痛肿胀红。
脾胃湿热舌下肿,舌难转动柔软痛。

注

口齿疾病常见疼痛，腐溃，口臭和脓血等。

1. 疼痛：

(1)口唇：口唇肿胀，充血疼痛拒按，多为心脾热毒上攻所致。口唇干燥破裂，疼痛渗血，多为火热炽盛。口唇肿胀而硬，周围红赤，麻痒疼痛者，多为心火炽盛。湿热熏蒸则口唇红赤，糜烂，黄水浸淫，疼痛。

口唇糜烂成恶候者，则局部糜烂翻花如菌状或菜花状。

(2)牙、龈疼痛：胃火牙痛则是遇冷减轻，咀嚼不便，遇热痛剧。风寒牙痛则遇热减轻。肾阴亏损则牙松动又疼痛，咬不实在感。

胃火则牙龈肿胀，红赤口臭。牙龈流脓，红肿疼痛多为湿热所致。脾肾亏虚则牙龈疼痛，牙龈干枯萎缩，牙齿松动，时作时止。心肝火热则舌头疼痛，肿胀红赤。

咀咬吞咽都困难。脾胃湿热则舌下肿胀，舌难转动，舌软而痛。

2. 腐溃

口唇腐溃充血肿，脓液稠黄湿热攻。
虚寒脓稀不太痛。脾湿腐溃黄水脓。
颊舌牙龈腐溃脓，心脾积热灼热痛，
溃口深陷久不愈，脏腑气血虚不荣。
脾胃膀胱湿热证，溃烂成片红肿痛。
颊舌牙龈萎缩溃，灰白肾阴虚火冲。
脾肾阳虚脉搏弱，溃处灰白色淡中。
溃处恶臭血水污，正虚邪实恶病种。

注

口唇腐溃，周围充血而肿，脓液稠黄；多为湿热熏蒸，上攻口唇。

虚寒者则脓液清稀色白，疼痛不甚。脾虚湿热者则腐溃，流黄色脂水样液体。

颊、舌、牙龈腐溃流出黄色白稠的脓液，灼热疮痛不适者，多为心脾积热。

溃口深陷，久不愈合，多为脏腑虚损或气血不足所致。

如脾胃湿热或膀胱湿热者则颊、舌、牙龈溃烂成片，红肿疼痛。

颊、舌萎缩溃烂，溃处灰白不泽，多为肾阴虚而虚火上冲。

脾肾阳虚则脉搏弱，颊、舌、牙龈溃处灰白色淡。

颊、舌、牙龈溃处恶臭，流出污秽样血水，缠绵难愈，多为正虚邪实之恶候。

3. 脓血、口臭

口唇牙龈舌腐脓，脓液稠黄湿热证。
脓血稠青肝经火。脓稀量多脾肾损。
恶候污臭紫暗脓。脓稀气血脾肾损。
脾不统血牙龈血，苍白反复出血证。
齿间龈肉流脓血。经久不愈脾肾损。
胃火口臭黏膜烂，脓液黄稠牙衄证。
脾胃湿热臭溃痛，口甜口酸红肿疼。
火毒新病口气臭，腐物松厚溃烂证。

脾弱久病口气臭，溃烂涎多脉弱沉。
口黏膜烂臭难闻，气血虚弱邪毒凝。

注

口唇、牙龈、舌体腐烂流脓黄稠，多为湿热证。如脓血稠而青色，多为肝经火热。如脓稀量多见于脾肾虚损。

恶候则口唇、牙龈、舌体腐烂溃脓污臭，流出紫暗色脓液。

脓液清稀见于气血不足或脾肾虚损，脾不统血则牙龈衄血已久，面色苍白，反复出血难愈。

齿间或龈肉流脓血，经久不愈多为脾肾虚损。

胃火上炎则口臭，口腔黏膜糜烂，脓液黄稠，牙衄等。

脾胃湿热则口臭，口腔黏膜糜烂红肿疼痛，口甜或口酸。

新病多因火毒而口臭，口腔黏膜溃烂，腐物多松软而黏厚。

脾气虚弱则久病，口气臭，溃烂，涎多，脉沉弱。

口腔黏膜溃烂，口臭难闻，见于气血虚弱，邪毒凝聚所致。

第六章　耳鼻咽喉口齿科治疗概要

第一节　耳鼻咽喉口齿科的治疗方法

一、4种通窍法

耳鼻咽牙通窍法，利咽开音祛瘀法，
消肿排脓和化痰，疏肝解郁灵活佳。
通窍轻清辛散药，芳香走窜药酌加。
宣肺通窍荆芷芎，细薄菖苍辛夷花。
化浊通窍藿佩陈，白蔻草寇朴砂仁。
升阳通窍参芪术，柴胡升麻和葛根。
利湿通窍猪茯苓，泽泻苡仁车前仁。

注

耳鼻咽喉口齿为清空之窍，常因外邪侵袭，脏腑功能失调而产生邪毒。

痰、瘀、疮证、气郁等闭塞空窍而发生病理变化，治当用通窍、利咽、开音、祛瘀、化痰、消肿排脓、疏肝解郁等法，灵活施治。通窍法用轻清、辛散、芳香、走窜药物斟酌使用。

1. 宣肺通窍用荆芥，白芷，川芎，细辛，薄荷，石菖蒲，苍耳子，辛夷花。
2. 化浊通窍用藿香，佩兰，陈皮，白豆蔻，草豆蔻，厚朴，砂仁。
3. 升阳通窍用人参，黄芪，白术，柴胡，升麻，葛根。
4. 利湿通窍用猪苓，茯苓，泽泻，苡仁，车前仁。

二、利咽法

咽喉红肿痛利咽，风热荆薄牛蒡蝉。
肺胃热盛豆根板，马勃公英金果榄，
贯众重楼马齿苋，银花野菊穿心莲。
痰热壅盛贝蒌桔，蒌仁大海和射干。
咽喉红肿溃烂痛，一枝牛马鱼丁公。
咽喉干痛虚火旺，沙参玄参天麦冬。

注

咽喉红肿疼痛要用宣肺利咽法治疗各种咽喉疾病，如喉痹、乳蛾、喉痈等。

1. 如风热外袭，邪在肺卫用疏风散邪，清热利咽药物，如荆芥、薄荷、牛蒡子、蝉蜕等。
2. 如肺胃热盛则咽喉疼痛较剧，黏膜红肿较甚，用清热解毒，消肿利咽药物，如山豆根、板蓝根、马勃、公英、金果榄、贯众、重楼、马齿苋、金银花、野菊花、穿心莲等。
3. 如痰热壅盛，咳嗽痰稠、咽喉疼痛，要用清热化痰利咽的药物，如浙贝母、瓜蒌仁、桔梗、冬瓜仁、胖大海和射干等。
4. 如咽喉红肿疼痛，溃烂有白腐，当用清热解毒，祛腐利咽的药物，如七叶一枝花、土牛膝、马勃、鱼腥草、紫花地丁、蒲公英等。

5. 如咽喉干痛属阴虚火旺者，用养阴清热利咽药，如沙参、玄参、天冬、麦冬等。

三、开音法和化痰法

声音嘶哑分虚实，虚证养阴或益气。
实证散邪清热毒，化痰活血辨证治。
利咽开音薄蝶蝉，郁桔勃射海诃子。
热痰贝蒌前茹竺，寒痰半南芥附子。
热痰贝母瓜蒌散，坚结消瘰丸施治。
风痰聚犯咽喉伤，半夏白术天麻汤。
寒痰小半夏汤好，湿痰可用二陈汤。

注

声音嘶哑分虚证和实证。虚证当养阴或益气。实证当散邪、清热、化痰、活血。利咽开音用薄荷、木蝴蝶、蝉壳、郁金、桔梗、马勃、射干、胖大海、诃子等。

痰热用清热化痰药如：贝母、瓜蒌仁、前胡、竹茹、天竺黄等。寒痰用半夏、胆南星、白芥子、白附子等。清化热痰的代表方剂为贝母瓜蒌散。化痰软坚散结的代表方剂为消瘰丸。

治风痰的代表方为半夏白术天麻汤。温化寒痰的代表方剂为小半夏汤。治湿痰的代表方为二陈汤。

四、祛瘀法

耳鼻喉口齿肿瘤，鸣聋鼻窒蛾瘖痹。
滞瘀通脉祛瘀滞，川芎泽兰五灵脂，
桃红丹参和郁金，毛冬青和留行子。
活血行气消肿结，血府会厌逐瘀治，
通窍活血汤蒲黄，茜根三七花蕊石。
气虚血瘀要补气，补阳还五汤最宜。

注

耳鼻咽喉口齿科疾病常见肿瘤、耳鸣耳聋、鼻窒、乳蛾、喉瘖、喉痹等疾病。

用祛瘀法治疗血行不畅，气滞血瘀，或痰瘀互结的耳鼻咽喉口齿疾病，治当通血脉，祛瘀滞，常用药物如川芎、泽兰、五灵脂、桃仁、红花、丹参、郁金、毛冬青、王不留行子等。

辨证需活血行气，消肿散结者，代表方为血府逐瘀汤、会厌逐瘀汤、通窍活血汤类、酌加药物有蒲黄、茜草根、三七、花蕊石。气虚血瘀者要补气活血，用补阳还五汤。

五、消痈排脓、疏肝解郁

耳鼻喉口痈疮疔，连解五味消毒饮。
散瘀排脓四妙勇，或用仙方活命饮。
托毒排脓托里消。疏肝解郁半朴遥。

注

耳鼻咽喉口齿发生痈疮、疔疖等疾病，辨证如属火热邪毒所致者，常用黄连解毒汤，五味消毒饮。

热毒壅聚、气滞血瘀者用四妙勇安汤，仙方活命饮类。

流脓已久,溃口难愈者用托里消毒散。

如七情不调、肝气郁结、气机不畅者常用半夏厚朴汤治梅核气,用逍遥散疏肝解郁。疏肝解郁药物有:香附、青皮、佛手、郁金、柴胡、玫瑰花、薄荷等。

安神药物有百合、合欢皮、远志、茯神、酸枣仁、夜交藤等。

第二节　耳鼻咽喉口齿病的常用外治法

滴清洁耳吹敷法。滴鼻蒸汽吸入法,
塞鼻吹鼻涂敷洗。含漱蒸汽吸入法,
烙敷含吹啄治法。口齿漱涤搽敷法,
含噙塞药嗃鼻法,刺割烙法拔补牙。

注

作为医生,熟知耳鼻咽喉口齿病的外治法的名称在头脑里面,会更熟习"疾病谱",让自己更有经验。

1. 耳病的外治法有4个方法:滴耳、清洁、吹药和涂敷法。

2. 鼻病的外治法有6个方法:滴鼻(仰卧、侧卧、坐位法)、蒸汽吸入、塞鼻、吹鼻、涂敷和洗鼻法。

3. 咽喉病的外治法有7个方法:含漱、蒸汽吸入、烙治、敷贴、含噙、吹药和啄治法(口诀中有2个"含"字:含漱、含噙)。

4. 口齿病的外治法有10个方法:漱涤、搽药、敷贴、含噙、塞药、嗃鼻、刺割、烙治、拔牙和补牙法。

第三节　耳鼻咽喉口齿病的针灸及其他治疗

体针耳针刺血灸,穴注穴位埋线除。
自行吹张咽鼓管,鼓膜按摩鸣天鼓,
鼻咽口齿按摩法,叩齿运舌吞津著。
单侧双侧擒拿法,短微冻激射频除。

注

此节与第二节一样,只编了治疗法的名称,各法如何操作请诸位参考教科书。

1. 耳鼻咽喉口齿病的针灸治法有6个:体针、耳针、穴位注射、穴位埋线、刺血和灸法。

2. 其推拿、按摩、导引法有:自行吹张咽鼓管法、鼓膜按摩法,鸣天鼓法,鼻部按摩法,咽喉部按摩法,口齿部按摩法,叩齿、运舌、咽津法。

擒拿法有单侧、双侧擒拿法。

第七章　耳科常见病证

耳病治疗整体辨，肾心脾肺肝胆连。
风热肝湿邪犯心，肾脏亏损脾湿变。
耳痛耳疮眩鸣聋，内治外治针刺兼。

注

耳的各种病变，都整体辨证施治，这是中医的特色。耳的病变与肾、心、脾、肺、肝、胆等脏腑的关系密切。

耳病的病因有外感风热、肝胆湿热、邪犯心经，肾脏亏损、脾虚湿困等，但要注意：脾胃两虚可发展为邪毒犯脑的重证。

耳病一般有耳痛，耳疮脓，耳鸣耳聋，眩晕等，治疗有内治法、外治法、针刺法及其他如自行运动、按摩患处、静坐吐纳等。

第一节　旋　耳　疮

风热湿成旋耳疮，消风萆渗龙胆汤。
血虚风燥地黄饮，或者加用四物汤。

注

旋耳疮属风热湿邪浸渍者见耳道或耳廓周围肤色潮红、灼热、瘙痒，有水疱，溃后流黄色脂水、糜烂、黄水淋漓，结黄色痂皮；若湿热盛者则见糜烂灼痛，黄水淋漓，宜清热祛湿，疏风止痒，用消风散、萆薢渗湿汤、龙胆泻肝汤或除湿汤（荆芥 防风 滑石 车前子 茯苓 甘草 木通 连翘 黄芩 黄连 枳壳 陈皮）。

旋耳疮属血虚生风化燥者则见耳道、耳廓及耳周围皮肤增厚、粗糙，有痂皮或鳞屑，皲裂作痒等，当养血润燥祛风止痒，用地黄饮子，或参苓白术散合四物汤，或用八珍汤加苡仁、砂仁、陈皮、蝉衣等。

西医学外耳湿疹可参考本病治之。

第二节　耳　带　疮

耳带疮痛耳疱疹，严重口眼歪斜症。
邪毒外袭银翘散，发热恶寒潮红疹。
肝胆湿热龙胆泻，热痛溃破黄水浸。

注

耳带疮是指因风热邪毒外袭引起的以耳痛、外耳疱疹，严重者口眼歪斜为主要特征的疾病。可单、双侧发病。

1. 耳带疮属邪毒外袭者则耳甲腔、外耳道或耳后完骨皮肤灼热刺痛，针头般大小疱疹在局部呈簇状，疱疹周围皮肤潮红，伴发热恶寒，舌红苔黄，脉浮数，当疏风散邪，清热解毒，用银翘散加减。

2. 属肝胆湿热证则耳部灼热刺痛，疱疹较大，溃破、黄水浸淫，伴口苦咽干，耳鸣耳聋，或口眼歪斜，舌红苔黄腻，脉弦数，当清泻肝胆，解毒利湿，用龙胆泻肝汤加减。

西医的耳带状疱疹等可参考此病治之。

第三节　断　耳　疮

耳廓损伤断耳疮，邪毒红肿溃脓烂，
五味消毒饮加减。毒盛再加连解餐。

注

断耳疮是耳廓损伤后患了感染，火毒上炎引起耳廓红肿疼痛，溃烂流脓，甚至软骨坏死，耳廓变形的疾病。

1. 断耳疮属耳廓损伤后邪毒犯耳证则耳廓灼热疼痛，伴发热头痛，口干，舌红苔黄脉数，当清热解毒，消肿止痛，用五味消毒饮加减。

2. 属热毒炽盛，灼腐耳廓者则耳廓剧痛，发热头痛，溃腐流脓，软骨坏死，当清热解毒，祛腐排脓，用五味消毒饮合黄连解毒汤加减。

西医的耳廓化脓性软骨膜炎等可参考本病治之。

第四节　耳　　瘘

耳瘘耳前后瘘管，流脓热痛反复炎。
先天不足感邪毒，五味消毒饮加减。
气血耗伤久不愈，托里消毒饮加减。

注

耳瘘是先天禀赋不足，耳部皮肤腠理失养而发于耳前或耳后等处的瘘管。常从瘘口流出脓液，伴发热头痛等反复发炎。

1. 耳瘘属先天禀赋不足，外感邪毒者则瘘管口周围皮肤红肿疼痛，肿痛从瘘管的走向而扩散，可流脓液或伴发热、头痛，当清热解毒，消肿止痛，用五味消毒饮加减。

2. 属气血耗伤，托毒无力者则流出清稀脓液，经久不愈，伴全身疲倦乏力，食少头昏，舌淡苔白或黄，脉细数，当益气养血，托毒排脓，用托里消毒散加减。

西医的先天性耳前瘘管等可参考耳瘘治之。

第五节　耳　　疖

耳疖锥刺样疼痛，凸如椒目局限肿，
风热头痛恶寒热，银翘(散)五味消毒饮攻；
肝胆湿热龙胆泻，便秘脉弦腮脑痛。

注

耳疖因邪热搏结耳窍而生疖肿，以外耳道红肿，耳痛或锥刺样痛，局限性红肿为特征。

风热邪毒外侵所致者，宜用银翘散或五味消毒饮。

因肝胆湿热者则耳痛剧烈，波及腮脑疼痛，便秘，脉弦或弦数，当清泻肝胆，利湿消肿，用龙胆泻肝汤加减，或用牛黄解毒丸，或仙方活命饮。另外可用黄连膏、鱼石脂膏、紫金锭擦涂。

西医的局限性外耳道炎可参考耳疖治之。

第六节 耳疮

耳疮外耳弥漫肿，发痒热痛少流脓。
肝胆湿热龙胆泻，银花解毒风热重。
耳疮血虚化燥证，地黄饮治久病痛。

注

耳疮是因湿热邪毒搏结耳窍，以外耳道弥漫性红肿疼痛，常有耳内发痒不适，灼热疼痛，或流出少许脓液为主要特征的疾病。

1. 耳疮属肝胆湿热证则耳痛牵涉及同侧头痛，口苦咽干，或伴发热，当清泻肝胆，利湿消肿，用龙胆泻肝汤加减。

2. 属风湿热邪证者则耳痛、耳痒、有灼热感，发热恶寒，或外耳道潮湿，弥漫性红肿，当疏风清热，解毒祛湿，用银花解毒汤加减。

3. 属血虚化燥而耳窍失养证则耳痛、耳痒、反复发作，久病不愈，或外耳道皮肤潮红，增厚，皲裂表面或结有痂皮，当养血润燥，用地黄饮子加减。

西医的弥漫性外耳道炎可参考耳疮治之。

第七节 耵耳

耵耳原为耳屎酿，先取耵聍莫彷徨，
糜烂肿痛龙胆泻，碳酸栀子清肝汤。

注

耵耳又叫耳耵聍，是耳垢即耳屎所酿成，首先应取出耵聍，若耵聍妨碍血脉流通，邪毒入侵致糜烂红肿疼痛者，可内服龙肝泻肝汤或栀子清肝汤，也可局部滴3%碳酸甘油，待炎症消退后，再取出耵聍（音：丁宁，即耳屎）。

第八节 耳异物

异物入耳该取出。若见糜烂红肿毒，
内服五味消毒饮，炎消以后取异物。

注

异物入耳者应首先取出异物，如取出后，耳发生糜烂、红肿疼痛，可内服五味消毒饮。如异物没取出，耳内红肿疼痛者，在消炎后再取出也行。但要注意，需及时手术者应积极处之。

第九节 耳胀

耳胀风热银翘散，苔黄脉数头咽疼，
肝胆湿热龙胆泻，寒重荆防败毒灵，
湿困脾虚参苓术，便溏倦乏胸痞闷。
邪毒滞留气血瘀，通窍活血耳胀闷。

脾虚夹瘀补中益，益气聪明汤酌斟，
肾阳肾气通气拯。准绳通气木香参，
茴延陈芎蚕蝉衣。肝肾虚加左磁煺。

注

耳胀是指因外邪，湿浊上蒙清窍所致的以耳内胀、闷、堵塞感为主要特征的疾病。

1. 耳胀属风热侵袭而经气痞塞者，则见苔黄，脉浮数，头痛，咽疼，当疏风散邪，宣肺通窍，用银翘散，寒重者用荆防败毒散。

2. 耳胀属肝胆湿热，上壅耳窍则耳鸣，耳内胀闷如堵塞感，口苦咽干，胸胁苦闷，当清泻肝胆，利湿通窍，用龙胆泻肝汤加减。

3. 耳胀属脾虚湿困证则耳内胀闷堵塞感，经久不愈，伴食少便溏，肢倦乏力，胸满痞闷，治当健脾利湿，化浊通窍，用参苓白术散加减。

4. 耳胀属邪毒滞留而气血瘀阻者，则耳内胀闷堵塞感，舌质淡暗或舌边有瘀点，治当行气活血通窍开闭，用通窍活血汤加减。

若属肝肾阴虚者，用通气散合左磁丸。

若脾虚兼瘀滞者，宜用补中益气汤或益气聪明汤。

偏肾阳虚者用肾气丸合通气散加减。通气散：木香 人参 小茴香 延胡素 陈皮 川芎 僵蚕 蝉衣。

有耳闭者参考耳胀治疗。

注意：现代医学中的传导性耳聋，急、慢性非化脓性中耳炎或粘连性中耳炎、气压损伤性中耳炎，分泌性中耳炎，卡他性中耳炎可参考此病论治。

第十节　脓　　耳

脓耳黄脓湿热致，红脓肝经火热起，
白脓青脓是脾虚，脓臭黑腐肾虚使。
急性脓耳风热起，蔓荆子散桑白皮，
升麻木通和菊花，赤芍前胡麦生地。
肝胆湿热龙胆泻，或用柴胡清肝治；
鼓膜溃破仙方活，地肤苦参车前子。
慢性脓耳脾气虚，托里消毒散可施；
肾阴知柏地黄丸，肾阳桂附八味医；
都加勃甲桃乳没。胆矾核黄素可治。

注

脓耳是脏腑失调，湿浊邪毒停聚耳窍所引起的以鼓膜穿孔、耳内流脓，听力下降为主要特征的耳病。脓耳相当于化脓性中耳炎及乳突炎，是耳科常见病。

黄脓多为湿热，红脓多为肝经火热，白脓或青脓多为脾虚，脓臭黑腐色是肾虚。

1. 脓耳因风热所致者，则耳内流脓，伴发热恶寒，头痛，鼻塞流涕，当疏风清热，解毒消肿，用蔓荆子散（蔓荆子 桑白皮 升麻 赤芍 木通 菊花 赤芍 前胡 麦门冬 生地黄）化裁。

2. 因肝胆火热者则耳痛剧烈，耳鸣耳聋，口苦咽干，便秘尿赤，当清肝泻热，祛湿排脓，用龙胆泻肝汤或柴胡清肝汤；若鼓膜溃破者用仙方活命饮加地肤子、苦参、车前子。

3. 慢性脓耳属脾虚湿困者，则耳内流脓日久不愈，脓液清稀，量多不臭，头晕乏力，面色不华，纳少便溏，当健脾渗湿，补托排脓，用托里消毒散加减。

4. 属肾阴虚者则脓量不多，流脓不畅，伴头晕神疲，腰膝酸软，舌质淡红，当补肾培元，祛瘀化湿，用知柏六味地黄丸加木通、桔梗。

属肾阳虚者用桂附八味丸，此两方都可加用马勃、甲珠、桃仁、乳香、没药、皂刺等。还可用苦胆白矾散治疗化脓性中耳炎（猪胆1个、白矾60克、核黄素10毫克）。见“广州中医学院”主编《全国高等医药院校试用教材》第20页（1976年编）。

第十一节　脓耳变证

一、耳后附骨痈　耳根毒

脓耳变生耳根毒，骨膜脓肿附着骨。
热毒壅盛龙胆泻，发热头痛脉弦数，
气血亏虚托里消，金黄紫金锭外敷。

注

由脓耳变生的耳根毒又名耳后附骨痈，相当于现代医学中的耳后骨膜下脓肿，以耳后完骨部疼痛、压痛，甚则肿起成痈或溃破流脓为特征，是急性脓耳常见的变症之一。

治用泻火解毒之剂如龙胆泻肝汤或仙方活命饮化裁。如气血亏虚，余毒滞耳久不愈合，兼头晕乏力，面色苍白，舌质淡，疮口溃久不敛者，当补益气血，托里排脓，用托里消毒散。

耳后肿胀者可用金黄散或紫金锭调敷。西医的化脓性中耳炎、乳突炎并发耳后鼓膜下脓肿可参考耳后附骨痈治之。

耳后附骨痈属热毒壅盛，灼腐完骨者则耳流脓突然减少而疼痛加剧，伴全身发热，头痛，口苦咽干，尿黄便秘，脉弦数或滑数，当泻火解毒，祛腐排脓。

二、脓耳面瘫（口眼㖞斜）

脓耳口眼㖞斜变，剧痛发热口苦干，
鼓膜充血脓穿孔，气血亏虚久不敛，
脓耳热毒龙胆泻，再加桃仁全蝎蚕。
气血亏虚托里消，补阳还五牵正散。

注

脓耳面瘫口眼㖞斜是因脓耳失治，病深邪毒入里，损及耳部脉络，邪毒与气血搏结，致脉络闭塞，气血阻滞致肌肤失于滋养而肌肉萎缩，运动无力而出现口眼㖞斜症。

1. 脓耳面瘫属火热毒盛、蒸灼脉络者，则口眼歪斜，耳内流脓，耳痛剧烈，鼓膜充血，流脓穿孔，伴全身发热，口苦咽干，舌红苔黄，脉弦滑数，当清热解毒，活血通络，用龙胆泻肝汤加桃仁、全蝎、僵蚕治之，注意龙胆泻肝汤的方义。

2. 脓耳面瘫属气血亏虚，湿毒壅结而瘀阻脉络者则流脓已久，逐渐面瘫，运动不灵，肌肉萎缩，伴肢倦乏力，食少便溏，面色无华，当托里排脓，祛瘀通络，用托里消毒散。

3. 气血亏虚面瘫已久，用补阳还五汤加减，或合用牵正散。

三、脓耳眩晕

脓耳眩晕恶呕转，中耳乳突迷路炎。

眼颤传导混合聋，中枢眩晕区别辨。
肝胆热盛躁怒干，龙胆泻肝天钩煎。
脾虚湿困便溏软，托里消毒半术天。
肾精亏虚腰膝软，六味丸或肾气丸。

注

脓耳眩晕是脓耳失治，邪毒流窜耳内，引起视物旋转、恶心呕吐为主要特征的病变，反复发作，病情轻重不等。相当于西医的化脓性中耳乳突炎并发迷路炎。

脓耳眩晕要与中枢性眩晕相区别辨证。

1. 脓耳眩晕属肝胆热盛，风扰耳窍证者则眩晕剧烈，恶心呕吐，动则更甚，流出黄稠脓液，耳鸣耳聋，伴急躁易怒，口苦咽干，大便干，尿赤发热头痛，目赤舌红，当清热泻火，解毒息风，用龙胆泻肝汤合天麻钩藤饮加减。

2. 脓耳眩晕属脾虚湿困，蒙蔽耳窍证则反复发作眩晕，头额重胀，久流脓液难愈，伴纳少便溏，倦怠软乏，胸闷泛恶痰多，当健脾祛湿，涤痰止眩，用托里消毒散合半夏白术天麻汤加减。

3. 脓耳眩晕属肾精亏损，邪蚀耳窍证则眩晕时发时止，或步态不稳，耳鸣耳聋，耳内流脓持续日久，伴精神萎靡，腰膝酸软，当补肾培元，祛邪排毒，偏肾阴虚者用六味地黄丸加减，偏肾阳虚者用肾气丸加减。

四、黄耳伤寒

黄耳伤寒脓耳成，脓臭热寒僵直昏，
气血两燔热毒盛，清瘟败毒桃郁金。
高热谵语清营汤，热入心包颈强昏，
清营汤送宫黄丸，或送紫雪至宝珍。
热盛动风强直抽，昏谵拘急羚钩藤。
大剂磺胺、抗生素，防治脓耳除祸根。

注

黄耳伤寒是脓耳变症之重症，症见耳内流脓已久，或流脓臭秽黑腐，突然脓量减少，出现壮热憎寒，头痛，颈项僵直，呕吐，神志不清、神昏，或谵语抽搐，是因脓耳治疗不当，或失治，邪毒传入于脑，蒙蔽心窍，热入心包，可危及生命。相当于现代医学中的化脓性中耳炎的颅内并发症。

1. 属气血两燔，热毒炽盛者则流脓臭秽，耳痛剧烈，头痛如劈，高热神昏谵语，当清营凉血，清热解毒，用清营汤加桃仁、郁金。神昏躁动者治疗时应配以安宫牛黄丸、紫雪丹、至宝丹之类。

2. 属热入心包者，则流脓臭秽，耳及头痛甚，高热不退，颈项僵直，当清心开窍，用清宫汤加减，或合用清热解毒息风止痉的三宝方之一安宫牛黄丸以凉血开窍镇痉。待神志清醒后改用大补阴丸以滋阴平肝息风。

3. 如热盛动风则耳脓臭秽，耳及头剧痛，高热，颈项强直，四肢抽搐，神昏谵语，当清热解毒，凉肝息风，用羚角钩藤汤加减。

此病可配合使用大剂量磺胺类及抗菌类药物。若颅内压高应降低颅内压。积极防治脓耳是减少此病发生的根本。

化脓性中耳乳突炎可并发以下病症：①乳突骨膜下脓肿。②面神经麻痹。③耳源性脑脓肿。④耳源性脑膜炎。

此4病都可参照中医的黄耳辨证施治。

第十二节　耳　　鸣

耳鸣自觉耳鸣音，鉴别幻听杂音病。
外邪侵袭芎芷散，鼻塞流涕突然鸣。
痰湿困结涤痰汤，痰多苔腻胸满闷。
耳鸣肝郁逍遥散，郁怒胁胀头痛晕。
脾虚益气聪明汤，少气倦乏腹胀闷。
耳鸣肾亏肾气丸，腰软尿多眼花晕。
心神不宁归脾汤，惊悸心烦睡不宁。

注

耳鸣是因脏腑功能失调所致的以自觉耳内或颅内鸣响而周围环境中并无相应的声源在响着为主要特征的病症。要鉴别幻听、周围环境杂音以及其他疾病引起的症状性耳鸣。

1. 耳鸣属外邪侵袭者则突然耳鸣，或伴有耳内堵塞感，或听力下降，或伴有鼻塞流涕，头痛咳嗽等，当疏风散邪，宣肺通窍，用芎芷散加减(川芎，白芷，细辛，桂枝，制半夏，苍术，厚朴，木通，石菖蒲，炙甘草，陈皮，葱白，生姜)。

2. 属痰湿困脾证则耳鸣胀闷，痰多，苔腻，胸满闷，当祛湿化瘀，升清降浊，用涤痰汤加减。

3. 属肝气郁结证则耳鸣，与情志抑郁或恼怒有关，胸肋胀痛，头痛，眩晕，治当疏肝解郁，行气通窍，用逍遥散加减。

4. 属脾胃虚弱者则耳鸣，食少便溏，少气懒言，疲倦乏力，腹胀，应健脾益气，升阳通窍，用益气聪明汤加减。

5. 耳鸣属肾元亏损证则耳鸣日久，腰膝酸软，夜尿频多，眼花头晕，当补肾填精，温阳化气，用肾气丸加减。

6. 属心神不宁证则惊悸不安，心烦失眠，当益气养血，宁心通窍，用归脾汤加减。心肾不交者加交泰丸。

西医的各种不同原因导致的耳鸣可参考本病治之。

周宿志治耳鸣经验方：石菖蒲 9g　煅磁石 20g　熟地 15g　山萸肉 20g　丹参 15g　葛根 20g 煎服，再三七粉 9g 冲服、均分 3 次。

第十三节　耳　　聋

耳聋较轻叫重听，外邪肝火瘀痰饮。
外邪寒热银翘散，鼻塞咳嗽耳胀闷。
肝火聋鸣龙胆泻，郁怒痛胀睡不宁。
痰火清气化痰丸，痰多苔腻头眩晕。
耳聋瘀滞通窍活，脉涩舌暗瘀点呈。
肾精亏损酸软昏，左慈肾阴肾阳分。
肾阴左归杞菊地，肾阳右归肾气拯。
气血亏虚归脾汤，无华倦乏胀满闷。

注

耳聋是因邪实蒙蔽清窍，或因脏腑虚损而清窍失养引起的听力减退为主要特征的病症。耳聋程度较轻者叫“重听”。

1. 耳聋属外邪侵袭则叫听力骤然下降，耳鸣或耳内胀闷感，伴发热恶寒，鼻塞流涕，咳嗽，当疏风清热，宣肺通窍，用银翘散加减。

2. 属肝火上扰则耳聋耳鸣随情志变化(抑郁或恼怒)而时轻时重，头痛眩晕，胸肋胀痛，睡眠不宁，当清肝泻热，开郁通窍，用龙胆泻肝汤加减。

3. 属痰火郁结证者则听力减退或耳鸣，痰多，苔黄腻，头晕目眩，胸脘满闷，当化痰清热，散结通窍，用清气化痰丸加减。

4. 属气滞血瘀证则听力减退，病程长短不定，舌质暗或舌有瘀点，脉细涩，当活血化瘀，行气通窍，用通窍活血汤加减。

5. 属肾精亏损证则听力渐降，头昏眼花，腰膝酸软，夜尿多，齿松发脱，当补肾填精，滋阴潜阳，用左慈丸加减。偏肾阴虚损者用杞菊地黄丸或左归丸加减。偏肾阳虚损者用右归丸或肾气丸加减。

6. 耳聋属气血亏虚证者则听力减退的程度在疲劳后加重，或面色无华，倦怠乏力，脘腹胀满，大便溏薄，心悸失眠，舌淡红，苔薄白，脉细弱，当健脾益气，养血通窍，用归脾汤加减。

西医的突发性耳聋，传染病中毒性耳聋，噪声性耳聋，药物中毒性耳聋，老年性耳聋，耳硬化症，不明原因的感音神经性耳聋，混合性耳聋可参此治之。

注意：耳鸣耳聋在《中医内科学》中的分型与治法，这是中医学高等教材不统一的地方。见本套中医学四易歌诀中的《中医内科学四易歌诀：耳鸣耳聋》章节。

第十四节　耳眩晕(耳源性眩晕)

耳眩晕转头眩晕，神清恶呕站不稳。
前庭功能作检查，鉴别头病中枢晕。
眩晕外邪恶呕咳，发热恶寒桑菊饮。
痰浊中阻半术天，痰多呕恶鸣聋闷。
肝阳上亢躁怒胀，面红目赤天钩饮。
寒水上犯真武汤，清涎痛冷肢不温。
眩晕髓海不足证，杞菊地黄软聋鸣。
上气不足归脾汤，苍白少气软聋鸣。

注

耳眩晕是指因风邪、痰饮上犯耳窍或脏腑虚损、耳窍失养所致的，以头晕目眩如坐舟船、天旋地转、甚或恶心呕吐为主要特征的疾病。

要做前庭功能检查。要与头痛和中枢性眩晕相鉴别。

1. 耳眩晕属外邪侵袭者则突发眩晕，天旋地转，恶心呕吐，伴咳嗽，发热恶寒，鼻塞流涕，当疏风散邪，清利头目，用桑菊饮加减。

2. 属痰浊中阻证则眩晕，痰多，恶心呕吐，耳鸣耳聋，胸闷不舒，当燥湿健脾，涤痰止眩，用半夏白术天麻汤加减。

3. 属肝阳上亢证则眩晕随情志变化而时轻时重，兼耳鸣耳聋，口苦咽干，急躁易怒，胸肋苦满，痞胀，面红目赤，当平肝息风，滋阴潜阳，用天麻钩藤饮加减。

4. 属寒水上泛证则眩晕心悸，呕吐清稀涎沫，腰背痛冷，四肢不温，当温肾壮阳，散寒利水，用真武汤加减。

5. 耳眩晕属髓海不足证则常发眩晕，腰膝酸软，耳鸣耳聋，精神萎靡，手足心热，当滋阴补肾，填精益髓，用杞菊地黄丸加减。

6. 属上气不足证则眩晕时发，遇劳加重，面色苍白，少气懒言，耳聋耳鸣，当补益气血，健脾安神，用归脾汤加减。

西医的内耳疾病引起的眩晕，如梅尼埃病、良性阵发性位置眩晕、前庭神经炎、前庭药物中毒、迷路炎等可参此治之。迷路炎引起的耳眩晕还可参考“脓耳变证”。

注：此 2 病均按本诀《中医内科学》辨证施治。

第十五节　耳　面　瘫

耳脉络阻耳面瘫，鉴别中枢性面瘫。
风邪阻络牵正散，麻木头痛舌质淡。
肝经风热正荣汤，寒重荆防败毒散。
气血瘀阻补阳还，呆滞眼干舌瘀点。

注

耳面瘫是指因耳部脉络痹阻所致的以口眼歪斜为主要特征的疾病。耳面瘫要与中枢性面瘫相鉴别。

1. 耳面瘫属风邪阻络证则突发单侧口眼歪斜，面部麻木，或伴完骨部位疼痛，头痛拘紧，当祛风通络，用牵正散加减；或银翘散加减。偏于风寒重用荆防败毒散，肝经风热用正容汤。另外，可用小续命汤化裁。

2. 属气滞血瘀证则病程已久，单侧口眼歪斜，表情呆滞，眼干涩，舌有瘀点瘀斑，当益气活血，化瘀通络，用补阳还五汤加减。

西医的周围性面瘫可参此治之。化脓性中耳炎之面瘫参考“脓耳变证”。

第八章　鼻科常见疾病

一、鼻病总述

鼻病热风湿寒起，肺脾胆肾都涉及。
胆热移脑成鼻渊，脾风鼻黄脾热赤，
肺气虚则病鼻塞，肺实两鼻流清涕。

注

鼻病多为热、风、湿、寒所致，与肺、脾、胆、肾的关系密切。因此，治疗鼻病也应从整体着手。

胆热移于脑则生鼻渊病（即浊涕不止）。脾风则鼻黄，脾热则鼻赤。肺热亦鼻赤。肺气虚则鼻塞不利，肺实则鼻流清涕。肾为欠为嚏，故肾脏亏损则易生鼻病。

二、各种病证

第一节　鼻　疔

鼻疔肺火痛麻痒，鉴别鼻疳丹毒伤，
邪毒红硬恶寒热，五味消毒连解汤，
走黄内陷神昏谵，犀地黄连解毒汤，
合用至宝紫雪丹，合用六神或宫黄。

注

鼻疔都因肺热或火毒所致，疔脚坚硬，或痛或麻或痒，以外鼻部局限性红肿疼痛为主要特征的鼻病，要鉴别鼻疳和鼻部丹毒。

1. 鼻疔属外邪，毒外袭，火毒上攻者则鼻部局限性红肿，继则隆凸如粟，周围发硬，疔根坚硬，伴恶寒发热，宜疏风清热、解毒消肿，用五味消毒饮，病重者用黄连解毒汤。

2. 如邪毒炽盛，走黄内陷营血则疮头紫黯，顶陷无脓，根部散漫，局部红肿疼痛，或疼痛如劈，可有高热烦躁，呕吐恶心，神昏谵语，此为邪毒内陷，疔疮走黄，当泄热解毒，清营凉血，可用犀角地黄汤合黄连解毒汤，在两方合用的基础上还可加服六神丸（每天30～60粒），若见神昏谵语可加服安宫牛黄丸或紫雪丹类。

海绵窦血栓性静脉炎是鼻疖最严重的颅内并发症。海绵窦炎症向周围扩散，可失眠，硬脑膜脓肿、脑膜炎及脑脓肿等。当在用诸述方剂治疗时，配合抗生素治疗。

第二节　鼻　疳

鼻疳是鼻前庭炎，红肿灼痒或糜烂，
肺经蕴热邪毒侵，黄芩汤或银翘散。
肺胃湿热湿热蒸，萆薢渗湿汤加减。
阴虚血燥鼻失养，四物消风饮加减。

注

鼻疳相当于西医学中的鼻前庭炎，因肺热或湿热所致。鼻疳的症状表现为鼻前孔附近皮肤红肿、糜烂、结痂、灼痒，有经久不愈、反复发作的特点。

应与鼻疔相鉴别。

1. 鼻疳属肺经蕴热，邪毒外侵证则鼻前孔及周围肌肤红肿或糜烂，灼热干焮疼痛，当疏风散邪，清热泻肺，用黄芩汤加减。如伴发热恶寒用银翘散加减。

2. 鼻疳属脾胃失调，湿热郁蒸证则鼻前孔及周围肌肤糜烂渗液，结痂瘙痒，或大便不爽、便溏，当清热燥湿，解毒和中，用萆薢渗湿汤加减。

3. 属阴虚血燥，鼻窍失养证则鼻前孔及周围干燥，瘙痒灼痛，皮肤粗糙增厚，皲裂，口干咽燥，面色萎黄，当滋阴润燥，养血息风，用四物消风饮加减。

第三节　伤风鼻塞

风寒鼻塞葱豉汤，荆防败毒散寒方，
风热鼻塞银翘散，桑菊饮类化裁当。

注

风寒鼻塞者按风寒感冒治，当辛温解表，散寒通窍用葱豉汤或荆防败毒散化裁治之。风热鼻塞当疏风清热，宣肺通窍，用银翘散或桑菊饮类化裁治之。

伤风鼻塞相当于现代医学的急性鼻炎。要与时行感冒，鼻鼽相鉴别。

第四节　鼻　　窒

鼻窒鼻塞慢鼻炎，肺脾气虚咳气短，
补中益气参苏饮，或用温肺止流丹：
细辛人参鱼脑骨，桔梗诃子草荆芥。
鼻窒脾虚食少溏，倦乏参苓白术散。
邪毒久留气血瘀，通窍活血汤加减。
肺经蕴热黄芩汤，鼻热口干咳黄痰。

注

鼻窒即指经常性鼻塞，时轻时重，遇寒加重，头部微胀，有的长期鼻塞者，卧时更觉鼻难通气，张嘴呼吸。此疾相当于西医学的慢性鼻炎，或慢性副鼻窦炎。

1. 鼻窒属肺气虚者则见气短倦怠，软乏，恶风自汗，纳差便溏，头昏头沉重，咳嗽痰稀，当补益肺脾，散邪通窍，用补中益气汤，或参苏饮或温肺止流丹（细辛 人参 鱼脑骨 桔梗 诃子 甘草 荆芥）化裁。

2. 鼻窒属邪毒久留，气滞血瘀者，则鼻塞已久，头胀额胀，头痛头昏，耳闭重听，听觉减退，舌质暗红或有瘀色，当行气活血，化瘀通窍，用通窍活血汤加减。

3. 属肺经蕴热，壅塞鼻窍者则鼻塞交替性发作，鼻涕稠黄，鼻腔灼热，口干，舌尖红，苔黄脉数，当清热散邪，宣肺通窍，用黄芩汤加减。

鼻窒属脾气虚者见食少便溏，体倦乏力，用参苓白术散化裁。

肥大性鼻炎可于下鼻甲注射硬化剂（如50%葡萄糖液、5%鱼肝油酸钠等），效佳。

第五节　鼻　槁

鼻槁干燥萎缩炎，肺虚气津不足变。
燥邪清燥救肺汤。肺肾百合固金餐。
脾虚补中益气汤，四君郁红青皮丹。

注

鼻槁即鼻干燥感，肌膜萎缩甚或鼻腔宽大的疾病，相当于西医学的干燥性鼻炎、萎缩性鼻炎。肺气虚则气津不足或肺肾阴虚皆可致鼻槁。

1. 鼻槁属肺肾阴虚则鼻内干燥感，咽干，干咳少痰或咳痰带血，腰膝酸软，手足心热，当滋养肺肾，生津润燥，用百合固金汤加减。

2. 鼻槁属肺燥因燥邪犯肺，则咽痒干咳，鼻腔灼热疼痛，鼻内干燥感较重，当清热润肺，宣肺散邪，用清燥救肺汤加减。

3. 鼻槁属脾气虚弱，则鼻内干燥感，鼻涕黄绿腥臭，头痛头昏，食少腹胀，倦怠乏力，面色萎黄，舌质淡，当健脾益气，祛湿化浊，用补中益气汤加减，或用四君子汤加郁金、红花、青皮、丹皮治之。

治萎缩性鼻炎之经验方：黄芩 鹅不食草 白芷 辛夷花 苍耳子 丹参 桔梗 乌梅 百合 地鳖各9～12克，薄荷 甘松各6克，每日1剂，煎服。每6日为一疗程，连服至愈。

第六节　鼻　鼽

鼻鼽痒嚏流清涕，过敏变态反应疾。
肺虚温肺止流丹，玉屏风加苍耳治。
脾虚补中益气汤，肾虚真武壮肾施。
肺经伏热鼻塞干，辛夷清肺饮可使。

注

鼻鼽的主要症状是突然发作鼻痒，喷嚏，流清涕。与现代医学中的过敏性鼻炎相似，属于变态反应性疾病。

1. 鼻鼽因于肺气虚寒，卫表不固者则鼻痒，频频喷嚏，清涕如水，怕风怕冷自汗，气短懒言，声低弱，当温肺散寒，益气固表，用温肺止流丹，或用玉屏风散合苍耳子散。

2. 因脾气虚弱者，清阳不升则鼻痒，喷嚏突发，清涕不断，面色萎黄无华，食少消瘦，腹胀便溏，倦怠无力，少气懒言，当益气健脾，升阳通窍，用补中益气汤加减，可加诃子、辛夷花、五味子、北芪。

3. 属肾阳不足，温煦失职则鼻痒，喷嚏频频，清涕长流，鼻塞，面色苍白，形寒肢冷，腰膝酸软，神疲倦怠，小便清长，或遗精早泄，当温补肾阳，化气行水，用真武汤加减。肾虚者在辨证方药中加用补肾药物。

4. 属肺经伏热，上犯鼻窍则鼻痒喷嚏，鼻塞流清涕，口干烦热，当清宣肺气，通利鼻窍，用辛夷清肺饮加减。

编者自拟“敏鼻康”由乌梅9克 防风15克 白术20克 黄芪30克 蝉蜕10克 蜂房10克 白芷20克 辛夷花15克 苍耳子15克 补肾脂20克 丹参25克组成，治疗过敏性鼻炎获得良效，15剂（每日1剂）为一疗程，化裁连服至愈。

第七节 鼻 渊

鼻渊脑漏鼻窦炎，外邪袭肺寒热汗，
风寒袭肺荆防败，风热袭肺银翘散。
肺经蕴热鼻涕黄，头痛出汗泻白散。
胆热奇授藿香丸：木通茵陈猪苦胆；
胆热龙胆泻肝汤。脾胃湿热四苓散，
热重于湿芩滑汤，或用甘露消毒丹。
肺气虚寒温肺汤，或用温肺止流丹。
脾虚参苓、补中益，或用托里消毒散。

注

鼻渊即鼻流浊涕量多不止为特征的鼻病，又名“脑漏”、“脑渗”、“历脑”。相当于现代医学中的鼻窦炎。

1. 鼻渊因外邪袭肺当疏风散邪，宣肺通窍。分为风热袭肺，用银翘散；风寒袭肺用荆防败毒散。

2. 鼻渊属肺经蕴热则鼻涕黄，头痛出汗，当清宣肺脏，泄热通窍，用泻白散加减。

3. 鼻渊属胆腑郁热所致者，当清泄胆热，利湿通窍，用龙胆泻肝汤或奇授藿香丸（藿香连枝叶研末，雄猪苦胆汁和丸如梧桐子大）加木通、茵陈；或用龙胆泻肝汤。

4. 鼻渊属脾胃湿热所致者，当清热利湿，化浊通窍，用四苓散，热重于湿者用黄芩滑石汤（芩滑汤），或用甘露消毒丹。

5. 鼻渊属肺气虚寒者，当温补肺脏，益气通窍，用温肺汤或温肺止流丹。

6. 鼻渊属脾气虚弱者，当健脾利湿，益气通窍，用参苓白术散，或补中益气汤，或用托里消毒散。

总之，只要辨证准确，方剂化裁得当，是能够治愈各种鼻窦炎的，并且，这是中医药的长处。

第八节 鼻 息 肉

鼻息肉叫鼻痔名，涕多鼻梁宽大形。
寒湿温肺止流丹，喷嚏清稀怕寒冷。
湿热昏痛辛夷清肺饮，鼻塞涕稠头胀疼。

注

鼻息肉是因湿浊停聚鼻窍所致的鼻内光滑柔软，状如葡萄或荔枝肉样的赘生物，又名鼻痔。临床表现为持续性鼻塞，鼻涕多，重者可见鼻梁宽而膨大，常有头昏头痛。

1. 鼻息肉属寒湿凝聚证则鼻塞，喷嚏，流清稀鼻涕，怕寒冷，舌淡苔白脉缓弱，当温化寒湿，散结通窍，用温肺止流丹加减。

2. 鼻息肉属湿热蕴积证则鼻塞，涕黄黏稠，或头胀头痛，纳呆腹胀，舌红苔黄腻，脉滑数，治当清热利湿，散结通窍，用辛夷清肺饮（辛夷花 生甘草 石膏 知母 栀子 黄芩 枇杷叶 升麻 百合 麦门冬）加泽泻、海藻、车前仁。

另可参见本套书作者所编《中药学四易口诀》僵蚕条治之。

第九节　鼻　　衄

鼻衄区别咯吐血，肺胃咽喉出血患。
鼻衄胃热凉膈散，渴饮烦躁大便干，
鼻衄肺热桑菊饮，干燥身热咳少痰。
鼻衄肝火龙胆泻，头痛目赤燥怒眩。
气不摄血归脾汤，无华少气便溏软，
鼻衄心火泻心汤，尿黄烦热神昏谵。
鼻衄虚火知柏地，晕花烦热盗汗软。

注

鼻衄不包括外伤和倒经出血。

鼻衄要鉴别咯血、吐血等从肺、胃、咽喉部位的出血。

1. 鼻衄属热邪犯肺证则见口干咽燥，身热，咳嗽痰少等症，因燥热伤肺，血热妄行，上溢清窍，当清泄肺热，凉血止血，用桑菊饮加减。

2. 鼻衄属胃热炽盛证则大便干燥，口渴引饮，烦躁，因胃火上炎，迫血妄行，宜清胃泻火，凉血止血，用凉膈散加减。

3. 鼻衄属肝火上炎证则头痛，目赤目眩，烦躁易怒，因火热上炎，迫血妄行，上溢清窍，当清肝泻火，凉血止血，用龙胆泻肝汤加减。

4. 鼻衄属气不摄血证则见面色无华或㿠白，少气懒言，头晕耳鸣，食少便溏，神疲倦怠，酸软无力，心悸，失眠或夜寐不宁，因气虚不摄血，血溢清窍，血去气伤，气血两亏，当补气摄血，用归脾汤加减。

5. 鼻衄属心火亢盛证则鼻血外涌，血色鲜红，面赤，心烦，身热，口渴多饮，便秘尿黄赤，甚至神昏谵语，舌质红绛，少苔，脉细数，当清心泻火，凉血止血，用泻心汤加减。

6. 鼻衄属虚火上炎，则鼻衄不定时发作，血红量少，伴头晕眼花，五心烦热，潮热盗汗，口干少津，腰膝酸软，当滋补肝肾，养血止血，用知柏地黄汤加减。参见《中医内科学四易口诀之鼻衄》。

现代医学认为鼻衄可因鼻腔局部疾病和全身性疾病所引起。对内科常见的传染性或发热性疾病、血液病、风湿热、高血压病、心脏病、肝硬化、维生素缺乏症、烧烫伤、化学药品中毒、药物中毒等疾病所出现的鼻衄，在参考本篇辨治的同时，应扩大思路，灵活处理。

第十节　鼻　损　伤

鼻伤活血止痛汤，归芍芎苏没乳香，
红花地鳖落得打，紫荆三七陈皮尝。
瘀消正骨紫金丹，血竭儿茶丁木香，
红花归芍茯苓草，丹皮莲肉熟大黄，
后期补养壮筋骨，手术成人以后良。
鼻伤瘀肿皮肉破，要用桃红四物汤。
鼻伤鼻衄止血治，生脉参附龙牡汤。

注

鼻损伤有皮肉损伤、鼻骨骨折，严重损伤（伤及鼻旁则头面肿胀，鼻顶骨折伤及筛状板而脑膜裂伤可成脑脊液溢出之脑漏，伤及颅底骨折则更危重）的初期用活血止痛汤，方由当归、赤芍、川芎、苏木、没药、乳香、红花、地鳖虫、落得打、紫荆藤、三七、陈皮组成。

中期瘀肿渐消用正骨紫金丹，方由血竭 儿茶 丁香 木香 红花 当归 白芍 茯苓 甘草 牡丹皮 莲肉 熟大黄组成。

后期当用补气养血，强筋壮骨法，在正骨紫金丹内加人参即可。

需手术者参见西医学。鼻中隔偏曲、骨折等需手术者须在18岁以后鼻廓发育已完全时进行。鼻损伤瘀肿用桃红四物汤，鼻损伤皮肉破损也当用桃红四物汤。严重损伤血压下降者，当益气固脱，用独参汤或生脉散合参附龙牡汤，配合西医抢救。

第十一节　杨梅鼻烂

杨梅毒犯肺鼻窍，鼻痛鼻塞结节烂，
嗅觉减退流脓涕，咳嗽气短倦怠软，
解毒天浆二防皂，木瓜苡仁翘银蝉，
归芎甘草白鲜皮，土苓花粉南藤煎。
杨梅毒盛损肝肾，无华腰酸耳鸣晕，
芎归白术杞菊地，烂孔塌鼻瘤萎症。
梅毒久留气滞瘀，孔烂塌瘤土茯苓。

注

杨梅鼻烂相当于西医的鼻梅毒。

1. 杨梅因邪毒犯肺，结聚鼻窍表现为：鼻痛，鼻塞，鼻外皮肤结节或糜烂，鼻黏膜糜烂而流脓涕，嗅觉减退，伴咳嗽气短，倦怠软乏，当疏风清热，除湿解毒，用解毒天浆散加减：防己 防风 皂角刺 木瓜 苡仁 连翘 金银花 蝉蜕 当归 川芎 甘草 白鲜皮 土茯苓 天花粉 南藤。

2. 杨梅毒盛，损及肝肾则鼻痛、鼻塞、流脓涕、嗅觉减退，面色无华，腰酸，耳鸣，头晕目眩，鼻黏膜糜烂或鼻中穿孔、塌陷、杨梅瘤、鼻黏膜萎缩等症，当滋补肝肾，清血解毒，用杞菊地黄丸合芎归二术汤加减。

3. 杨梅毒久留，气滞血瘀证则见鼻痛，鼻塞，脓涕，嗅觉减退，舌边或有瘀点瘀斑，鼻黏膜暗红糜烂，塌陷或鼻中隔穿孔，或长梅毒瘤，当清血解毒，化瘀散结，用土茯苓汤加减：土茯苓、桔梗、防风、乳香、没药。

第九章　咽喉科常见疾病

（一）咽喉病总述

咽喉热风疫湿犯，内因肺胃脾肾肝，
内治外治针灸疗，虚实都要整体辨。

注

咽喉病的发生，外因多为热、风、湿、疫气等外邪侵犯，内因多为肺、胃、脾、肝等脏腑的功能失调，无论用外治法、内治法，还是针灸治法，都要在辨别虚实之后，在整体辨证的指导下去施治，才能获得较好疗效。

（二）各种病证

第一节　喉　痹

喉痹肺胃脏腑损，喉底颗粒红肿疼，
喉中哽哽阻塞感。区别乳蛾喉痈病。
喉痹外邪寒热伤，风热疏风清热汤，
蒡桔草玄贝花粉，桑芩银翘芍荆防。
风寒喉痹六味汤，桔梗草蚕薄荆防，
肺胃热盛热渴饮，吞难清咽利膈汤，
喉痹痰凝血瘀证，贝母瓜蒌散煎汤。
肺肾阴虚干咳汗，肺阴养阴清肺汤，
肾阴六味地黄丸，阴火知柏地黄汤。
脾胃虚弱补中益，脾肾附子理中餐。

注

喉痹是指因外邪壅遏肺胃或脏腑虚损，咽喉失养引起的咽喉不适，喉底颗粒红肿疼痛，或喉底有颗粒状突起，喉中有哽哽阻塞感，为主要表现的咽部疾病。

西医学的咽炎及某些全身性疾病在咽喉的症状表现可参此治疗。外邪所致的喉痹分为风寒和风热所伤。

风热喉痹相当于急性咽炎，按风热乳蛾处理。

应与乳蛾和喉痈相区别。

1. 喉痹外邪侵袭，上犯咽喉可因寒或热所伤。

（1）喉痹因风热者，当疏散风邪，宣肺利咽，用疏风清热汤（牛蒡子　桔梗　甘草　玄参　贝母　花粉　桑叶　黄芩　金银花　连翘　白芍　荆芥　防风）加减。

（2）喉痹因风寒者，当疏风散寒，宣肺利咽，用六味汤（桔梗 甘草 薄荷 荆芥 防风 僵蚕）加苏叶、生姜。

2. 喉痹因肺胃热盛，上攻咽喉则发热，口渴喜饮，喉肿者吞咽困难，当清热解毒，消肿利咽，用清咽利膈汤。

3. 喉痹属痰凝血瘀，结聚咽喉者则喉中异物感，痰黏难咯，胸闷恶心，呕吐，舌质暗红，夹有瘀点瘀斑，苔白或微黄，脉弦滑，当祛痰化瘀，散结利咽，用贝母瓜蒌散加减。

4. 喉痹属肺肾阴虚，虚火上炎则干咳少痰，五心烦热，潮热盗汗，当滋养阴液，降火利咽，用养阴清肺汤加减。

5. 喉痹因脾胃虚弱，升降失调，当益气健脾，升清降浊，用补中益气汤加减。

6. 喉痹属脾肾阳虚，咽失温煦者，当补益肺肾，温阳利咽，用附子理中丸加减。

虚火喉痹：

参照虚火乳蛾辨证施治。

第二节　乳　　蛾

1. 风热乳蛾

乳蛾单双扁桃炎，咽痛咽部不适感，
失养邪犯脏腑损，红肿黄白脓状点，
胃寒高热头耳痛，纳差乏力不适感。
鉴别喉痹白喉瘤，乳蛾内伤和外感。
风热外侵肺热犯，内治疏风清热汤：
荆防蒡草银翘玄，花粉贝芍桔芩桑。
肺胃热盛邪热传，黄痰清咽利膈汤。
吹喉冰硼、珠黄散。漱口草银翘薄防。

注

乳蛾因邪毒积聚喉核或脏腑虚损，引起咽部不适感，喉核红肿，表面有黄脓白点，急性发作者有畏寒高热，头痛，耳痛，纳差，乏力，全身不适感。

乳蛾要与喉痹、白喉、扁桃体肿瘤相鉴别。西医的急、慢性扁桃体炎参此治之。

乳蛾分为外感和内伤。

乳蛾分为单蛾与双蛾。风热乳蛾即急性扁桃体炎，主因风热外侵与肺经有热相搏所致，内治用疏风清热汤(荆芥 防风 牛蒡子 甘草 金银花 连翘 玄参 桑白皮 贝母 赤芍 桔梗 花粉 黄芩)。

邪热传里，肺胃热盛则痰多黄稠，腹胀便秘，用清咽利膈汤(连翘 栀子 黄芩 薄荷 牛蒡子 防风 荆芥 玄明粉 金银花 玄参 大黄 桔梗 黄连 甘草)，加入射干，瓜蒌，贝母。

吹喉用冰硼散(冰片 硼砂 朱砂 玄明粉)或珠黄散(珍珠0.9克，牛黄0.9克，人中白3克，马勃粉15克，青黛3克，孩儿茶3克，玄明粉1.5克，硼砂3克，薄荷1.5克，黄连1.5克，冰片0.9克共为细末)。

漱口方用防风4.5克，甘草4.5克，金银花15克，连翘15克，薄荷3克，荆芥4.5克，加水两碗，煎取一碗漱口。

含服药用铁笛丸(诃子 麦门冬 玄参 茯苓 瓜蒌皮各300克，贝母 甘草 桔梗各600克，凤凰衣30克，青果120克)。

或含服润喉丸(甘草粉300克，硼砂、食盐各15克，玄明粉30克，酸梅750克，为细末，以荸荠粉250克，为糊制丸，每丸重3克)。

2. 虚火乳蛾

虚火乳蛾慢扁病，肺阴虚火百合固，
或用益气清金汤：贝桔参麦苏蒡竹，
栀陈薄草茯苓芩。肾阴六味地黄煮。
脾胃虚弱六君子，痰瘀二陈会厌逐：
桃红桔梗生地归，草玄赤芍枳柴胡。
小儿石蛾喉核大，无红无肿气血阻。
（虚火乳蛾慢性病，关节肾炎风心病）。

注

虚火乳蛾即慢性扁桃体炎，多因脏腑阴液亏损，虚火上炎所致而得名，易反复发作，可成为病灶，引起全身性疾病，与风湿性心脏病、关节炎、肾炎有一定关系，往往是这些病长期治不好的原因（宜手术摘除）。

1. 虚火乳蛾因肺肾阴虚所致者，当滋润肺肾，清利咽喉，用百合固金汤，或用益气清金汤（贝母 桔梗 人参 麦门冬 茯苓 黄芩 栀子 陈皮 薄荷 甘草 紫苏 淡竹叶 牛蒡子）。

2. 因肾阴虚所致者，用六味地黄丸。

3. 因于脾胃气虚者，当健脾和胃，祛湿利咽，用六君子汤，参苓白术散。

4. 如兼见手足冷，便溏、阳痿等症者，宜用桂附八味丸。

5. 如症见气血两虚者宜用八珍汤合桔梗甘草汤（桔梗、甘草）。

小儿喉核肥大，无红肿发炎病史，称为石蛾，多因气与血凝阻滞所致。

6. 乳蛾属痰瘀互结，凝聚喉核者，当活血化痰，祛痰利咽，用二陈汤合会厌逐瘀汤加减（桃仁 红花 甘草 桔梗 生地黄 当归 玄参 赤芍 枳壳 柴胡）。

第三节　喉　　痈

喉痈红肿吞咽难，要把喉关痈瘤鉴。
喉痈外邪肿热寒，初期五味消毒煎，
脓成仙方活命饮，热昏犀角地黄选。
溃脓后期气阴损，沙参麦冬汤加减。

注

喉痈是指因内外热毒搏结咽喉引起的咽喉及其邻近部位的痈肿，以咽喉红肿疼痛，吞咽困难，阻碍呼吸为主要特征。

要与喉关痈和咽喉部肿瘤相鉴别。

喉痈初起邪在表，红肿疼痛，发热恶寒，当疏风清热，解毒消肿，治用五味消毒饮加荆芥、防风、白芷等。

热毒入里困结化腐即将蕴酿成脓，宜泄热解毒，消肿排脓，用仙方活命饮加减，或用清咽利膈汤（连翘 栀子 黄芩 薄荷 防风 荆芥 玄明粉 金银花 玄参 大黄 甘草 桔梗 黄连 鼠粘子）。脓已成宜用仙方活命饮。若热毒入营血，干扰心神而高热神昏谵语者宜用犀角地黄汤，还应选加安宫牛黄丸或紫雪丹。

在喉痈后期，脓已减少或已经无脓而气阴耗损，余邪未尽，当益气养阴，清解余毒，用沙参麦冬汤加减。

注意久溃不敛者宜用十全大补汤之类助其康复。

西医的扁桃体周围脓肿，急性会厌炎、会厌脓肿，咽喉脓肿，咽旁脓肿等可参此治之。

第四节　喉　咳

喉咳咽痒干咳痰，反复咳呕异物感。
鉴别喉痹和乳蛾，风邪犯肺止嗽散，
脾虚痰浊六君子。阴火干咳潮盗汗，
晕鸣腰酸人消瘦，百合固金贝蒌散。
喉咳肺虚卫表病，桂枝汤加玉屏散。

注

喉咳是因脏腑虚损，风邪外侵引起的以突然和反复发作的咽喉干痒，干咳少痰，反复发作，甚则咳而作呕，或伴咽中异物阻塞感觉的病变。

要与喉痹和乳蛾相鉴别。

1. 喉咳属风邪犯肺，咽喉不利者则有前述症状，兼恶寒发热，鼻流清涕，或口干思饮，尿黄便秘，当疏风散邪，利咽止咳，用止嗽散加减。

2. 属脾虚痰浊，凝结咽喉者则有前述症状，兼神疲乏力，少气懒言，纳呆便溏，胸闷脘痞，当利咽止咳，用六君子汤加减。

3. 属阴虚火旺，上灼咽喉者则有前述症状，兼干咳夜甚，潮热盗汗，五心烦热，头晕耳鸣，腰膝酸软，人消瘦，当滋阴降火，润喉止咳，用百合固金汤合贝母瓜蒌散加减。

4. 属肺气虚弱，卫表不固者则有前述症状，兼稍遇冷风或异气袭喉者则咳嗽加剧，频频作咳，当益气固表，祛风止咳，用桂枝汤合玉屏风散加减。

第五节　急　喉　风

喉风风痰火毒攻，吸气困难喉肿痛，
吸气喉鸣声嘶哑，汤水难下痰涎壅。
急喉红肿痰涎壅，喝难吸难紧喉风。
牙关拘急噤如锁，喉阻危急锁喉风。
风寒痰浊聚咽喉，六味汤治寒痛肿，
风热外袭而寒热，清咽利膈紧涩重。
痰火清瘟败毒散，六神紫雪痰热攻。

注

喉风因风痰或火毒上攻引起吸气性呼吸困难，咽喉肿痛，吸气喉鸣，声音嘶哑，汤水难下，痰涎壅盛。

急喉风是指咽喉的急性热性疾病，属现代医学中的急性喉阻塞范围。症见发病迅速，红肿迅速，呼吸困难以吸气最难，严重时有三凹征，痰涎壅盛，语言难出，“喝难”即汤水难下为主的急性喉部病症叫紧喉风。若见牙关拘急，口噤如锁等危急症状叫锁喉风。

1. 属风寒痰浊，凝聚咽喉则有咽喉肿痛，吸气喉鸣，声音嘶哑，兼恶寒发热，头痛，当祛风散寒，化痰消肿，用六味汤加减。

2. 属风热外袭，热毒内困则咽喉肿胀，吞咽不利，继之咽喉紧涩，汤水难下，强饮则呛，语声含混不清，痰涎壅盛，呼吸困难，伴恶寒发热较重，当疏风泄热，解毒消肿，用清咽利膈汤加减。

3. 喉风属火毒炽盛，痰涎壅结则呼吸困难，喘息气粗，鼻翼煽动，高热心烦，便秘尿赤，当泄热解毒，祛痰开窍，用清瘟败毒散化裁，还可合用六神丸、紫雪丹、雄黄解毒丸等以加强其消解热痰之功。

西医的急性喉阻塞可参此治之。

吸气性的呼吸难，胸骨上窝，锁骨上窝，肋间隙及腹上角在吸气时明显凹陷，有时还伴有吸气性哮鸣音。可这样记忆：

吸气性的呼吸难，严重时可见“三凹征”：胸骨上窝（天突），锁骨上窝（缺盆），肋间隙等处轻度凹陷；加剑突下即腹上角（腹部软组织）凹陷叫“四凹征”。

口诀：吸气呼难三凹征，胸骨上窝锁上窝，肋间隙和腹上角，吸气明显凹陷窝。

第六节　喉　　喑

一、急喉喑

暴喑类似急喉炎，脏腑虚损外邪犯，
音哑不适全失音，白喉癣瘤喉菌鉴。
风热疏风清热汤，吹喉珠黄、冰硼散，
肺热壅盛泻白散。风寒寒热三拗煎。

注

急喉喑属于暴喑范畴，表现为声音嘶哑或失音，兼有喉部疾患的其他症状，诸症状与现代医学中的急性喉炎相似。吹喉用珠黄散或冰硼散，含服六神丸或铁笛丸。

1. 急喉喑属外感风热所致者治用疏风清热汤。

2. 急喉喑属肺热壅盛用泻白散，毒重者宜用清咽利膈汤。

3. 急喉喑因感受风寒者则兼恶寒发热，用三拗汤。

可含服六神丸、铁笛丸。

二、慢喉喑

慢喉喑是慢喉炎，含服铁笛润喉丸，
肺肾阴虚百合固，气虚补中益气安。
血瘀痰凝舌暗瘀，会厌逐瘀汤加减。

注

慢喉喑是因久病肺金虚损，或肾阴不足，以致声音不扬，甚至嘶哑失音为主要症状的慢性虚性喉病，又称喉痹失音，属久喑、声喑、喑哑等范畴，与现代医学的慢性喉炎颇为相似。

外治可含服铁笛丸或润喉丸。

内治可参考虚火乳蛾的治疗：

1. 慢喉喑属肺肾阴虚者，当滋阴降火，润喉开音，宜用百合固金汤加知母、黄柏，使金水相生，阴津复布，肺肾之阴生化有源而使其康复。

2. 慢喉喑属肺脾气虚则食少困倦，少气懒言，动则气喘，声带松弛无力，闭合不良，当补益肺脾，益气开音，用补中益气汤加减。

3. 慢喉喑属血瘀痰凝则声音嘶哑兼舌质暗红或有瘀点瘀斑，当活血行气，化痰开音，用会厌逐瘀汤加减。

西医的急性喉炎，声带小结，声带息肉，喉肌无力，声带麻痹可参考此治之。

第七节 声 疲

声疲语言歌声变，说唱疲倦咽痒干。
肺阴虚损沙脉汤，肾亏金匮肾气丸，
中气不足补中益，气血亏虚养心煎。

注

声疲是指声带嗓音疲劳，因长期在不适宜的音域范围内超过一定的时间和强度用嗓所引起的以音质下降为主要特征的嗓音疾病，自觉语言异常和歌声异常，如说话唱歌不能持久，嗓音易疲劳，唱歌时音域范围缩窄，音调音色异常，伴有咽痒咽干等不适症状。

检查声带无异常。要与喉音相鉴别。

1. 声疲属肺阴虚损，喉失濡养者则用嗓后声音发“毛”“沙”，缺少润泽感，后感音涩，咽喉干燥，咳嗽少痰，当补益肺阴，生津润音，用沙参麦冬汤加减。

2. 声疲属肾脏亏损，声失根本证则常常声疲音底，不耐劳累，嗓音失润，高音不能持久，兼腰膝酸软，夜尿频多，舌淡苔白，脉沉细，当补肾纳气，培本强音，用金匮肾气丸加减。

3. 声疲属中气不足，气不上达则声音质量下降，声音低而发沙，或音调降低声音不洪亮，说唱费力不能持久，伴气短乏力，纳呆坠胀，当补肺健脾，益气达音，用补中益气丸加减。

4. 声疲属气血亏虚，神散音暗则高声说唱之后，嗓音音调降低，声不洪亮，音色暗沙，说唱费力，心神不宁，失眠心烦，当养心安神，补血开音，用养心汤加减。

第八节 梅 核 气

梅核喉似物梗阻，吞之不下咯不出，
肝郁脾虚逍遥散，气滞痰结半夏朴，
胁胀抑郁越鞠丸，冰硼、冰麝散咽服。

注

梅核气患者自觉咽喉中感觉异常，似有物梗阻，吞之不下，咯之不出，不痛不碍饮食，其症状每随情志变化，时轻时重，查无异常；纵有异常亦较轻微。

应与喉痹、乳蛾、咽喉及食道肿瘤相鉴别。

1. 梅核气属肝郁脾虚者则纳呆困倦，消瘦便溏，妇女患者月经不调，当疏肝理气，散结解郁，用逍遥散加减。

2. 梅核气属气滞痰结者则咽喉有异物感，时轻时重，喉间多痰色白，肢倦纳呆，脘腹胀满，舌淡胖，舌苔白腻，脉弦滑，当行气导滞，散结降痰，用半夏厚朴汤加减；抑郁胁胀者用越鞠丸。

另外可用冰硼散或冰麝散（冰片 1.2 克，麝香 0.3 克，黄柏、黄连、玄明粉各 3 克，甘草、明矾各 1.5 克，鹿角霜 15 克，硼砂 7.5 克）慢慢咽服。

第九节 骨 鲠

骨鲠砂仁和草果，灵仙煎汁加白醋。

注

骨鲠是指各种骨类或异物哽于咽喉或食道等引起疼痛，吞咽不利的疾病。

如骨鲠在咽喉或食道，可用砂仁、草果、乌梅各10克，威灵仙30克，煎取3～4碗，加白醋1～2碗，连续饮尽可使骨松脱而下。也可用威灵仙30克煎服。

也可钳取之或手术取出。

第十节　鼾　　眠

鼾眠脏腑痰瘀成，鼾声过响呼吸停。
痰瘀导痰桃红物，肥胖困重痰多闷。
肺脾气虚补中益，胖软行缓疲乏证。

注

鼾眠是指因脏腑失调，痰瘀互结阻塞气道所致的眠中鼾声过响，或出现呼吸暂停的疾病。注意老年人，重度肥胖及有心脑疾病者，若晚间睡眠中呼吸暂停时间过长或频发，要防猝死。

1. 鼾眠属痰瘀互结证则打鼾，张口呼吸，肥胖困重，痰多胸闷，舌淡胖有齿印，或有瘀点，苔腻，脉弦滑或涩，当化痰散结，活血祛瘀，用导痰汤合桃红四物汤加减。

2. 鼾眠属肺脾气虚证则打鼾或呼吸暂停，肥胖，肌肉松软，行动迟缓，神疲乏力，治当健脾和胃，益气升阳，用补中益气汤加减。

第十一节　喉　　癣

喉癣瘵虫脏腑虚，咽喉干痒痛溃烂，
腐衣叠生象苔藓，鉴别喉痹菌喉瘖。
瘵虫蚀喉气血亏，养金汤加生脉散。
肺肾阴虚头晕鸣，潮热盗汗月华丸。
阴虚喉癣似结核，生脉知柏地黄丸。

注

阴虚喉癣是脏腑虚损，瘵虫蚀喉引起的咽喉干痒、疼痛溃烂，腐衣叠生，形似苔藓的咽喉疾病。要与喉痹、喉菌、喉瘖相区别。

发于咽喉部，形似苔藓，属阴虚之症，故名阴虚喉癣。与咽、喉结核类似，是肺痨病者的并发症，治疗较难，常用知柏地黄丸合生脉散，再加鼠粘子、白芥子、白薇、百部等清热凉血，解毒杀痨虫之品等合治之。

1. 喉癣属瘵虫蚀喉，气阴亏虚者则咽喉如芒刺痛，舌咽更痛，干燥声嘶，痰稠带血，潮热盗汗，消瘦乏力，当益气养阴，生津润燥，用养金汤和生脉散加减。

养金汤：沙参、麦冬、生地黄、知母、杏仁、桑白皮、阿胶、白蜜。

2. 属肺肾阴虚，虚火上炎者则咽喉刺痛已久，吞咽困难，灼热干燥痰稠色黄带血，头晕耳鸣，潮热盗汗，手足心热，心烦失眠，当滋养肺肾，降火润燥，用月华丸加减。

西医的咽喉结核可考此治之。

第十二节　白　　喉

白喉时疫传染病，白色假膜咽喉疼，

呼吸吞咽都不利，食减悸忡软喘鸣，
发热头痛联苍白，区别鹅口蛾喉瘖，
疫毒除瘟化毒汤，桑薄贝草竹葛根，
木通银射苦丁香。火毒龙虎二仙拯，
龙胆生地犀角膏，蒡板知母连玄参，
马勃木通栀昆黏，大青粳米草黄芩。
阴伤养阴清肺汤，攻心三甲复脉斟。

注

白喉是时行疫毒外侵，上犯咽喉所致的传染病，表现为咽喉覆有白色假膜、不易剥脱，咽喉疼痛，呼吸吞咽都不利，饮食减少，心悸怔忡，倦怠酸软无力，喉中喘鸣，可见发热头痛，脸色苍白。

应与鹅口疮、乳蛾、喉瘖相区别。

1. 白喉属疫毒犯表则咽痛音哑，恶寒发热，头痛，全身不适，舌红苔薄白或薄黄，脉浮数，当疏风清热，解毒利咽，用除瘟化毒汤加减（桑叶 薄荷 川贝母 甘草 竹叶 葛根 木通 金银花 麝香 苦丁香）。

2. 属火毒炽盛则咽部剧痛，声嘶口臭，高热口渴，面红便秘，苔黄，脉洪数，当泻火解毒，祛邪消肿，用龙虎二仙汤加减（由白虎汤、犀角地黄汤、普济消毒饮化裁）。

龙虎二仙汤：龙胆草 生地黄 犀牛角 石膏 牛蒡子 板蓝根 知母 黄连 玄参 马勃 木通 栀子 鼠粘子 大青叶 粳米 甘草 黄芩）。

3. 属疫毒伤阴则咽痛干咳，倦乏低热，头昏神疲，当养阴清肺，解毒祛邪，用养阴清肺汤加减。

4. 属疫毒凌心则咽痛声嘶或失音，心悸怔忡，神疲乏力，面色苍白，唇绀，四肢厥冷，汗出如珠，脉微欲绝或结代，当益气养心，解毒复脉，用三甲复脉汤加减。

第十三节　烂喉丹痧

烂喉丹痧疫毒犯，发热咽喉肿痛烂，
肌肤脱屑丹痧密，白喉乳蛾风麻鉴。
毒袭肺卫银翘散，气分清心凉膈散，
毒灼气营壮热昏，凉营清气汤翘连，
栀薄膏犀石斛竹，芦根赤芍玄地丹。
余毒伤阴低热燥，清咽养荣百合餐。

注

烂喉丹痧是因外感疫毒引起的以发热、咽喉肿痛溃烂、肌肤丹痧密布或脱屑为主要特征的传染病。

要鉴别白喉、乳蛾、风疹和麻疹。西医的猩红热可参此治之。

1. 烂喉丹痧属毒袭肺卫则咽喉肿痛，憎寒发热，继之高热口渴，喉中点状溃烂，肌肤丹痧隐现，当清热解毒，透表泄热，用银翘散加减。

2. 烂喉丹痧属毒壅气分则高热烦渴，咽喉红肿溃烂成片，全身上肌肤丹疹显露，当清热解毒，凉膈泄热，用清心凉膈散加减（生石膏 连翘 竹叶 黄芩 栀子 薄荷 桔梗 甘草）。

3. 烂喉丹痧属毒灼气营则咽喉肿痛，糜烂成片，甚至堵塞气道，丹痧密布，红晕如斑，高热汗多，口渴烦躁，甚者昏蒙欲睡或神昏谵语，舌绛而干或生芒刺，状如杨梅，脉细数，当清气凉血，泻热存阴，用凉营请气汤加减（连翘 黄连 栀子 薄荷 石膏 犀角 石斛 竹叶 芦根 赤芍 玄参 生地黄 丹皮）。

4. 烂喉丹痧属余毒伤阴则高热已退，咽喉疼痛减轻，肿胀溃烂减轻，阴津复来，午后低热，口干舌燥，肌肤斑疹消退，肌肤甲错，干燥脱屑，当滋阴生津，清肃余毒，用清咽养荣汤或百合固金汤加减。

清咽养荣汤：西洋参 麦冬 天冬 生地 玄参 白芍 甘草 知母 天花粉 茯神。

第十四节　杨梅喉疳

杨梅喉疳邪入血，咽喉肿痛溃疡烂，
穿孔瘢痕吞咽难，杨梅瘤毒阳性鉴。
阳梅邪毒在肺胃，吞难咳胀化毒丸，
大黄归尾穿山甲，炙黄蜈蚣炙僵蚕。
毒入血脉肝肾虚，结毒紫金丹加减，
龟板朱砂石决明。滞瘀茯苓汤加减。

注

杨梅喉疳是指有梅毒接触史患者感受杨梅邪毒而邪毒入血脉，引起咽喉肿痛，溃疡糜烂，甚至黏膜穿孔，或者瘢痕挛缩，吞咽困难，或生杨梅瘤。

梅毒血清学实验阳性。

要与乳蛾、喉痹和口疮相鉴别。西医的咽喉部杨梅可参此治之。

1. 杨梅邪毒，结于肺胃则咽喉肿痛，吞咽困难，兼咳嗽痰黄，腹胀便秘，当清血解毒，消肿利咽，用化毒丸加减（生大黄 当归尾 炙穿山甲 炙黄蜈蚣 炙僵蚕）。

2. 杨梅邪毒入血脉，肝肾阴虚则咽喉肿痛，吞咽困难，兼低热、手足心热、头痛乏力，治当清血解毒，养阴利咽，用解毒紫金丹加减（龟板 朱砂 石决明）。

3. 杨梅邪毒久留，气滞血瘀则咽喉肿痛，吞咽困难，兼口苦咽干，舌质红或暗红，舌边或见瘀点斑，当清血解毒，化瘀利咽，用茯苓汤（土茯苓 桔梗 防风 乳香 没药）加减。

第十章　口齿科常见疾病

第一节　口　　疮

口疮病机心脾肾，黏膜反复破溃疼，
鉴别癌核白塞病，心脾积热凉膈拯。
阴火知柏地黄汤，阳虚寒湿腰膝冷，
附子理中汤加减，倦乏皖白小便清。

参考诀：

口疮口疳复发性，虚证四物或八珍，
六味地黄归脾汤，桂附八味肢不温。
实证热毒凉膈散，热毒黄连解毒(汤)斟。

注

口疮病机是心脾肾失调为主。

口疮又名口疳，是指口腔黏膜上生黄白色如豆大的溃点，黏膜反复破溃疼痛，有的可持续多年。口疮实证与阿弗他口炎相似；要鉴别癌性、结核性溃疡，白塞病，癌前病变。其虚证易反复发作，故又称复发性口疮。

1. 口疮属阴虚火旺，上炎口舌者，当滋阴补肾，降火敛疮，服知柏地黄汤加减。

2. 口疮属阳气亏虚，寒湿困脾见四肢不温、怕冷懒言，倦怠乏力，面色皖白、腰膝及少腹冷痛，当温肾健脾，化湿敛疮，用附子理中汤加减，或者用桂附八味丸。

3. 口疮属实证热毒之心脾积热，上炎口舌者，当清心泻脾，消肿止痛，用凉膈散加减。热毒较重者用黄连解毒汤加减。

第二节　口　　糜

口糜雪口鹅口疮，黏膜糜烂象粥样，
膀胱湿热凉膈散，尿赤加味导赤汤。
口腔糜烂到咽喉，要用少阴甘桔汤，
马勃黄连陈芎柴，黄芩玄参升麻羌。
心脾积热躁不安，凉膈散加导赤散。
阴虚火旺益胃汤，脾虚湿盛附理安。
制霉菌素重症尝。吴茱萸或冰硼散。

注

口糜又名雪口、鹅口疮，其特征是口腔黏膜糜烂如粥样。成人多发生在伤寒、大面积烧伤、泄泻、糖尿病，原发性免疫缺陷或长期大量用抗生素患者。

应与白喉、口疮、口腔白斑相鉴别。西医的口腔念珠菌病等可参考治之。

1. 口糜属膀胱湿热者，当清热利湿，化浊祛腐，用凉膈散，尿赤热毒用加味导赤汤。

2. 口糜属心脾积热证则口糜口臭、烂如白屑状粥糜，周边红肿发热，烦躁不安，尿赤便秘，舌红苔黄，脉数，当清心泻脾，消肿祛腐，用导赤散合凉膈散加减。

3. 口糜属阴虚火旺者，滋阴养胃，清热生津，用益胃汤加减。口腔糜烂及至咽喉者，要用少阴柑桔汤（桔梗 甘草 川芎 黄芩 陈皮 玄参 柴胡 羌活 升麻 葱白）。

脾虚湿盛用附子理中汤加减。

可用吴茱萸敷足心，或冰硼散蜜调擦患处。重症可加用维生素B族，或用制霉菌素。

第三节　口　　癣

口癣慢性粗糙干，虫爬痒感灼热感，
鉴别苔藓样反应，口糜迷脂症白斑。
口癣风热湿毒犯，发热恶风消风散。
脾胃湿热甘露消，肝郁丹栀逍遥散，
肝肾阴虚热晕眩，酸软知柏地黄丸。

注

口癣是指因湿热熏蒸或阴血亏虚所致的以口腔肌膜上出现灰白条纹或斑块而显粗糙，干涩木涩，虫爬感，痒感，灼热感，为特征的口腔疾病。

要与苔藓样反应，口糜，迷脂症和白斑相鉴别。西医的口腔扁平苔藓可参此治之。

1. 口癣属风热湿毒、侵袭于口者，则口腔肌膜上出现灰白条纹或斑块而显粗糙，干涩木涩，虫爬感，痒感，灼热感，兼发热恶风，头痛如裹，苔黄或腻，脉濡数或浮数，当祛风除湿，清热解毒，用消风散加减。

2. 口癣属脾胃湿热，熏蒸肌膜者则口腔肌膜上出现灰白条纹或斑块而显粗糙，干涩木涩，虫爬感，痒感，灼热感，兼多食易积，胃脘嘈杂，胸胁胀闷，尿黄便秘，舌红苔黄腻，脉弦滑数，当清热利湿，化浊解毒，用甘露消毒丹加减。

3. 口癣属肝气郁结，蕴热化火则口腔肌膜上出现灰白条纹或斑块而显粗糙，干涩木涩，虫爬感，痒感，灼热感，兼口苦咽干，胸胁胀痛，烦躁易怒，眩晕耳鸣，失眠多梦，月经失调，当疏肝解郁，清泻肝火，用丹栀逍遥散加减。

4. 口癣属肝肾阳虚、肌膜失养者则兼手足心热，头晕目眩，腰膝酸软，当滋补肝肾，养阴清热，用知柏地黄丸加减。

第四节　牙　　痛

牙痛风火热红肿，口渴脉浮舌质红，
薄翘银蒡绿豆衣，知母竹地蒺藜蜂。
虚火左归知柏地，胃火玉女清胃散。
牙痛风寒苏叶散，防风桂草生姜煎。

注

风火牙痛则见发热恶寒，牙龈红肿疼痛，口渴，舌质红，脉浮数，用薄荷连翘方（薄荷、连翘、银花、牛蒡子、绿豆衣、知母、鲜竹叶、生地、白蒺藜、露蜂房）。

虚火牙痛用左归丸或知柏地黄丸。

胃火牙痛宜玉女煎或清胃散。

牙痛因风寒外袭所致者用苏叶散:苏叶　桂枝　甘草　生姜　防风

第五节　牙　　痈

牙痈急性根脓肿,热毒五味消毒攻,
牙痈胃火清胃汤,正虚托里消毒散。

注

牙痈发于牙龈牙根尖,相当于现代医学的急性根尖脓肿,症见肿起一块,疼痛溢脓。

属热毒所致者用五味消毒饮,胃火者宜清胃汤。

正虚邪滞,久脓不敛者用托里消毒散。

第六节　牙鲛痈

牙鲛痈叫合架风,智齿冠周炎脓肿,
风热薄荷连翘方,便秘凉膈散能通,
胃火炽盛清胃汤,腮肿丁板苦参攻。

注

牙鲛痈又名合架风,咬牙风,尽头牙痈。

牙鲛痈生于龈咬合处,因邪毒侵袭或胃火炽盛引起的以真牙咬合处红肿疼痛,发热,咽喉肿痛,张口难为主要特征的疾病。

与现代医学中的智齿冠周炎相似。

风热所致者用薄荷连翘方。大便秘结者宜凉膈散。胃火炽盛者宜清胃汤。肿痛连腮者在对症方药中加地丁、板蓝根、苦参等。

第七节　牙　　宣

牙宣萎缩牙周炎,龈萎齿动牙根见。
牙宣气血虚八珍,胃火上蒸清胃散,
肾阴六味地黄汤,肾阳不足安肾丸。
安肾丸内用川乌,蒺藜苁蓉石斛山,
白术萆薢茯苓桃,肉桂补骨巴戟天。

注

牙宣与现代医学的牙周炎疾病中的萎缩性牙周病相似,以龈肉萎缩、牙根宣露、牙齿松动,经常渗出血液或脓液为特征,是发生在牙齿支持组织的一种慢性、破坏性疾病。

属气血两虚者用八珍汤。

属胃火上蒸者用清胃散。属肾阴亏虚者用六味地黄汤。属肾阳亏损者宜用安肾丸(川乌　白蒺藜　肉苁蓉　石斛　山药　白术　萆薢　茯苓　桃仁　肉桂　补骨脂　巴戟天)。

第八节　唇　　风

唇风剥脱性唇炎,热毒双解通圣散,

血燥四物消风饮，脾虚参苓白术散。

注

唇风类似西医学的剥脱性唇炎，以唇部红肿、疼痒、日久破裂流水为特征。

属热毒者用双解通圣散（参照防风通圣散）。

阴虚脾经血燥者宜四物消风饮。脾气虚者用参苓白术散。

此病辨证得当，中药有极好疗效。

附一、龋齿

蛀齿烂牙虫蛀伤，蜂房桐皮清胃汤。
洞处填用芷细薄，姜椒荜茇冰雄黄。

注

龋齿多蛀蚀所致，用清胃汤加露蜂房、海桐皮。

还可在患侧鼻孔或龋洞内填放牙疼散（白芷 细辛 薄荷 高良姜 白胡椒 荜茇 雄黄 冰片，研细末）治之。

此病应及早治疗，可挽救或阻止续遭龋蚀。

注意：姜椒此意为高良姜，白胡椒。

附二、飞扬喉

飞扬喉叫悬旗风，上腭突发血泡肿，
热毒黄连解毒汤，含服银草煎汁攻。

注

飞扬喉又叫悬旗风，在上腭悬壅垂处突然发生血泡红肿，热毒用黄连解毒汤，另外可用银花甘草各等量煎汁含服。

第十一章　耳鼻咽喉口齿科常见肿瘤

第一节　耳鼻咽喉口齿科常见瘤症

耳鼻咽齿囊肿瘤，气滞血瘀痰浊凝，
耳鼻咽喉听神瘤，鼻咽血瘤痰包分，
会厌舌下鼻痰包，耳痰包以部分分。
滞瘀会厌逐瘀汤，痰浊凝滞用二陈。
祛痰软坚看整体，喉瘤多由肝肺经。

注

瘤症要与癌症相区别。痰包就是囊肿。耳鼻咽喉口齿部位的瘤症和痰包(囊肿)的病因为气滞血瘀和痰浊凝滞。这些瘤症多以部位命名：耳瘤、鼻瘤、咽瘤、喉瘤、听神经瘤、鼻咽血瘤。

痰包有：会厌痰包，舌下痰包，鼻痰包、耳痰包。

1. 瘤症痰包属气滞血瘀证者，当疏肝行气，活血化瘀，用会厌逐瘀汤加减。

2. 属痰浊凝滞证者，当健脾化痰，散结消肿，用二陈汤加减。

总之，用祛痰软坚，行气活血，补虚复损治疗中，时时辨证看整体。咽喉瘤主要责之于肝经、肺经。

注意：第九版《中医耳鼻咽喉科学》第235页，治疗左鼻腔乳头状瘤的医案，没有使用本章节的方剂。所以，学习者要灵活施治，选药组方。

西医的耳鼻咽喉及口齿部位的良性肿瘤和囊肿可参此治之。

第二节　耳鼻咽喉口齿科常见癌症

鼻咽癌叫颃颡岩，舌菌鼻菌咽喉菌。
区别结合溃疡疮，痰浊凝聚用二陈。
气滞血瘀桃红物，火毒内困连解珍，
正虚毒滞瘦汗软，和荣散坚有八珍，
昆布欠红升麻枯，桔梗香附天花粉。
痰多溃烂声哑痛，鼻衄痰血要对症，
恶核半南慈菇蒌，海浮白芥贝莪棱。
口眼歪斜牵正散，地龙蜈芎蝉钩藤。

注

耳鼻咽喉口齿科的常见癌症有，鼻咽癌(又叫颃颡岩)，舌菌，鼻菌，咽喉菌等名称的癌症。

要与这些部位的结核病，溃疡性病、疮毒等相鉴别。

1. 属痰浊凝聚证者，当疏肝行气，活血化瘀，用二陈汤加减。

属气滞血瘀证者，当健脾化瘀，散结消肿，用桃红四物汤加减。

属火毒内困证者，当泻火解毒，消肿散结，用黄连解毒汤加减。

属正虚毒滞证则消瘦、盗汗潮热，五心烦热，腰膝酸软，当扶正祛邪，软坚散结，用荣散坚丸加减(八珍汤加昆布 土贝母 红花 升麻 夏枯草 桔梗 香附 天花粉)。

针对痰多、溃烂、声音嘶哑、疼痛、鼻衄、痰涕带血等酌情对症加药。

口眼歪斜者加牵正散，或加地龙、蜈蚣、白芍、蝉壳、钩藤等。

附：癌症放疗，化疗配合中医辨证治疗

癌症放化疗伤正，中医改善缓解症。
肺胃阴虚干咳燥，沙参麦冬泻白拯，
气血亏虚归脾汤，脾胃香砂加六君，
肾精亏损知柏地，阳虚水泛真武斟。

注

放射治疗(放疗)或化学药物治疗(化疗)癌症可有效地杀灭或抑制癌细胞，但也容易导致不同程度的副反应，引起脏腑亏损，功能失调。加用中药可治疗癌症，又可减轻放疗、化疗的副作用，并增强放疗、化疗的效果，缓解并改善全身症状。

1. 放化疗后见肺胃阴虚者则口干咽燥，干咳少痰，干呕呃逆，胃纳欠佳，便秘尿短少，舌红而干，少苔或无苔，脉细数，当清肺养胃，润燥生津，用沙参麦冬汤合泻白散加减。

2. 见气血亏损者归脾汤加减。

3. 见脾胃失调者则食少消瘦，厌食早饱，恶心呕吐，或呕吐酸水，呃逆心烦，腹胀腹痛，胸脘痞满，大便溏，舌淡苔白厚，脉细弱，应健脾益气，和胃止呕，用香砂六君子汤加减。

4. 见肾精亏损者则消瘦，眩晕耳鸣，腰膝酸软，五心烦热或午后潮热，当补肾固本，滋阴降火，用知柏地黄汤加减。若阳虚水泛，头面浮肿者用真武汤加减。

参考书籍

1. 成都中医药大学函授教材《中医耳鼻咽喉科学》1984 年版

2. 全国高等中医药院校规划教材《中医耳鼻咽喉科学》(第五、六、七、八版)

定稿：全国高等中医药院校规划教材《中医耳鼻咽喉科学》(第九版)